"十二五"国家重点图书出版规划项目

中医优势治疗技术丛书

◆ 总主编 周 然 张俊龙

灌肠

编著 吴秋玲

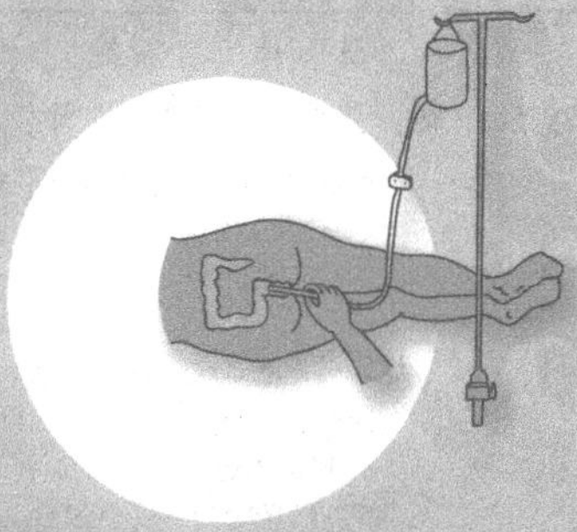

科学出版社
北京

内 容 简 介

灌肠疗法是一种操作简便、疗效迅速、无不良反应、安全可靠的治疗方法。肠与五脏六腑在生理和病理上有着密切的联系，灌肠疗法既可以使肠道血管直接吸收药物，又可以使药物进入五脏六腑，实现既去其标，又“后治各脏，以清其源”的标本同治的作用。因此，灌肠疗法不仅是肠道疾病和急症救治的理想治疗方法，也为疑难杂病的治疗开辟了新的途径，成为一种集中医辨证论治与现代灌肠技术于一体的独特的治疗方法。其疗效确切、适用范围广、简便易行、经济实用。

本书力求重点突出，简便实用，主要介绍了灌肠技术的基本知识、操作方法及其在20余种常见疾病中的具体运用，适合广大基层医生和实习医师学习参考。

图书在版编目(CIP)数据

灌肠 / 吴秋玲编著. —北京：科学出版社，2014. 4
（中医优势治疗技术丛书 / 周　然，张俊龙总主编）

ISBN 978-7-03-040037-6

Ⅰ. 灌…　Ⅱ. 吴…　Ⅲ. 灌肠疗法　Ⅳ. R452

中国版本图书馆 CIP 数据核字（2014）第 042965 号

责任编辑：鲍　燕　陈　伟　曹丽英 / 责任校对：胡小洁
责任印制：吴兆东 / 封面设计：王　浩
绘图：北京眺艺企业形象策划工作室

科学出版社 出版
北京东黄城根北街 16 号
邮政编码：100717
http://www.sciencep.com

天津市新科印刷有限公司印刷
科学出版社发行　各地新华书店经销

*

2014 年 4 月第　一　版　开本：720 × 1000　1/16
2025 年 4 月第十一次印刷　印张：9
字数：162 000

定价：32. 00 元

（如有印装质量问题，我社负责调换）

《中医优势治疗技术丛书》总编委会

总 前 言

中医学历经几千年的发展，形成了独特的理论体系和完善的治疗技术体系。其治疗技术体系大体分为两类，一为遣方用药。它被作为中医治疗疾病的主体方法。时至今日，我们中医临床工作者诊疗疾病多处方开药，人民群众也多选择服用汤丸膏散等内服药物祛病疗疾。概因理法方药为中医辨证论治体系的高度概括。二为中医优势技术。翻开一部中医学的发展简史，我们不难看到，人们在经历了长期的无数次实践以后，早在新石器时代，就已经会运用针法、灸法、按摩术、止血法这些原始的、朴素的、简单的医疗技术。从砭石到九针，从针刺到药物贴敷，从神农尝百草到丸散膏丹汤饮酒露的制剂技术，从推拿正骨手法到小夹板的应用，这些都是时代的创造、医家的发明，都是当时社会发展条件下的医学领域的领先技术。经过历代医家的不懈努力和探索，这些技术内容丰富、范围广泛、历史悠久，体现了其临床疗效确切、预防保健作用独特、治疗方式灵活、费用比较低廉的特点，传承着中医学的精髓和特色。

这些优势技术或散见于民间，或零散于古籍记录，或濒临失传，面临着传承和弘扬的两大难题。2009 年，国务院出台的《关于扶持和促进中医药事业发展的若干意见》中就强调指出："老中医药专家很多学术思想和经验得不到传承，一些特色诊疗技术、方法濒临失传，中医药理论和技术方法创新不足。"也有专家痛心疾首地指出，"近年来，中医药特色优势淡化，手法复位、小夹板等'简、便、验、廉'的诊疗手段逐渐消失或失传。"由此可见，传承、发展并不断创新中医技术迫在眉睫、刻不容缓。

近年来的医改实践证明，中医药在满足群众医疗保健需求、减缓医药费用上涨、减轻患者和医保负担等方面发挥了很好的作用，缓解了群众看病就医问题，放大了医改的惠民效果。人民群众对中医药感情深厚、高度信赖，中医药作为一种文化已经深深地渗入中国百姓的日常生活当中。中医的一些技术特别是非药物方法，普通百姓易于接受、也易于掌握使用，可获得性强，适用于广大人民群众的养生保健和疾病治疗，很多人自觉不自觉地运用中医药的理念和优势技术进行养身健体、防治疾病。

传承和发展中医药技术是每一名中医药人的使命担当。正如国医大师邓铁涛教授所说："中医之振兴，有赖于新技术革命；中医之飞跃发展，又将推动世界新技术革命"。我们山西中医学院将学科发展的主攻方向紧紧锁定中医药技术创新，不断深化学科内涵建设，凝练学科研究方向，组建优势技术创新研发团队，致力于中医药技术的研究、开发、规范制定和应用推广，以期推动中医药技术的创新和革命，为人民群众提供更多的中医药技术储备和技术应用。

因此，我们组织既有丰富临床经验，又有较高理论素养的专家学者，编写了这套《中医优势治疗技术丛书》。丛书以中医优势治疗技术为主线，依据西医或中医的疾病分类方法，选取临床上常见病、多发病为研究对象，突出每一种优势技术在针对这些常见病、多发病治疗时的操作规程，旨在突出每一项技术在临床实践中的知识性、实用性和科学性。

这套丛书既是国家"十二五"科技支撑计划分课题"基层卫生适宜技术标准体系和评估体系的构建及信息平台建设研究和示范应用"、国家中医药管理局重点学科"中医治疗技术工程学"和山西省特色重点学科"中医学优势治疗技术创新研究"的阶段性研究成果，也是我们深入挖掘、整理中医药技术的初步探索，希望能够指导基层医疗卫生机构和技术人员临床操作，方便中医药技术爱好者和家庭自疗者参考使用。

2014年3月

目　录

上篇　灌肠技术概论

下篇　灌肠技术的临床应用

上篇

灌肠技术概论

1 灌肠技术的学术源流

1.1 灌肠技术的定义

灌肠技术是将灌肠管（或导尿管）经肛门插入直肠、结肠内，灌入药液（如中草药煎剂或中成药液体制剂等），用于促进排便、清洁肠道以及治疗疾病的一种技术。

1.2 灌肠技术的分类

由于灌肠的目的不同，灌肠技术可分为保留灌肠和不保留灌肠。

1.2.1 保留灌肠法

保留灌肠法是将药液直接灌入肛肠后，不立即排出，而是尽可能地将灌肠药液保留在体内的一种方法。其中中药保留灌肠适用范围很广，临床应用广泛。它是将中药汤剂直接灌入直肠并保留，由直肠直接吸收药物，使药物直达病所，达到行气活血、温通经络、清热利湿、祛瘀解毒目的的一种技术操作。

保留灌肠将药液灌入直肠或结肠内，药物通过肠黏膜局部渗透和吸收，达到治疗肠道、周围器官和全身性疾病的目的。保留灌肠时，药液不宜超过200ml，温度应接近体温。肛管要细，插管要深，速度要慢。保留灌肠前要排空大便，以便药物能最大限度地被吸收。保留灌肠时间应为1~2小时以上。保留灌肠又有以下几种。

（1）一般保留灌肠法

患者排空大便，灌肠管插入肛门内15~40cm，灌肠液在15分钟内，随重力注入结肠内。根据病情选择适宜体位，导管插入相应深度，灌入药液的速度要慢。具体操作方法为：将药液加温热至39~42℃，倒入灌肠筒内，嘱患者排便或先用清水灌肠后取左侧卧位，双膝屈曲，或俯卧位或仰卧位，使臀部位置稍高，并暴露肛门；在橡皮肛管头上涂适量润滑油，然后扭松灌肠器橡皮管上的开关夹，排除管内空气，捏紧肛管。轻缓插入肛门内（一般小儿5~15cm，成人10~20cm），抬高灌肠筒位置，使之略高于臀部，使药液缓缓灌入肠内，药液灌完后立即捏紧橡皮管轻缓地从肛门抽出，嘱患者收缩肛部留住灌入药液，每次保留时间不少于30分钟。根据病情每天灌肠1~3次，每次灌入的药量因人、因病而异，一般成人为100~300ml，1岁内小儿为10~30ml，1~3岁为30~60ml，13岁以上为60~100ml。如果没有灌肠器，也可将药液抽入50~100ml注射器内，接上橡皮肛管，然后插入肛门内，将药液缓慢推注于肛肠内。保留灌肠法适应证极广，凡内、外、妇、儿等科病证的不肯服药之人或不能服药之证，以及急危重症皆可运用，尤适用于肛肠局部的炎性病证。

（2）直肠点滴法

直肠点滴法是以类似静脉滴注的方式将药液由肛门滴注入直肠的一种方法。该法所需设备和方法与一般静脉滴注基本相同，只是因药液的注入部位不同而将针头换成导尿管而已。该法滴入速度可因人、因病调节，成人滴速宜快，小儿滴速宜慢；高热及津伤重症、急症患者，滴速宜快。可达80~110滴/分，体质虚弱或慢性病患者，滴速宜慢，一般为30~70滴/分。该法是保留灌肠法的一种改良用法，其优点是不适感轻，注入药液量大，便于药物保留与吸收，疗效快捷确切、操作不甚复杂。其适应证与保留灌肠法基本相同。

直肠点滴和一般保留灌肠主要的区别在于给药的部位和速度。一般保留灌肠药液进入的部位是在肛门内15~40cm，为一次性注入。而直肠点滴部位是在肛门内5~10cm处，属于直肠的中下段，此处无消化酶，血管丰富，直肠吸收药物的部位主要在肛门以上6~8cm的区域。给药的速度与静脉输液相似。直肠吸收药物比口服吸收干扰因素少，对不能口服、呕吐或不愿吞服药物的患者，如婴儿、儿童尤为适宜。操作前嘱患者排便或行清洁灌肠，取左侧卧位。排出输液管中空气，将涂以液状石蜡的导管插入肛门，用胶布固定，即可点滴。插入深度一般在肛门内5~10cm为宜。点滴速度为30~50滴/分，最快可达120滴/分。

（3）推注灌肠法

推注灌肠法一般用于小剂量快速灌肠，主要适用于小儿及体质较弱的患者。灌肠药物选择一般为中药小剂量煎剂或丸剂、散剂的水溶剂。选用灌注器或50ml的注射器，注射器顶端连接导尿管。患者排空大便后取侧卧位，臀下衬防水物品，选用注射器抽吸药液，连接导尿管后将导尿管插入肛门约15cm，推入药液，静卧半小时以上。

（4）结肠透析法

结肠透析法主要是利用结肠黏膜的透析能力，以治疗急慢性肾炎、尿毒症和肝硬化难治性腹水等疾病。目前，临床上较多使用中药结肠透析液，其配方很多。使用一次性输液器，下端连接吸痰管，代替传统的肛管灌肠。吸痰管管腔小，易排空气体，能控制滴速，使药液在肠腔逐渐被吸收，插管较深，对肛门括约肌刺激较小，在肠腔中保留时间长，能达2小时以上，使肠黏膜充分吸收，从而达到治疗效果。

(5) 直肠栓剂法

直肠栓剂是指药物与适宜基质制成供腔道给药的制剂，如乙酰氨基酚栓、氟尿嘧啶栓、双氯芬酸钠栓、内异康复栓、柳氮磺吡啶栓等。最早栓剂是起局部作用，如治疗直肠、结肠、阴道、前列腺等部位的疾病。随着医药事业的发展，人们发现栓剂可以通过腔道黏膜吸收起全身作用。直肠吸收药物的部位在肛门以上6~8cm的区域，直肠对首次通过该区域的药物的吸收率约为50%，故药物插入直肠可最大限度提高药物吸收的效果。直肠黏膜的状况、局部血液循环情况、润滑剂的使用和粪便的存在都可影响直肠对药物的吸收。栓剂吸收慢而作用持久。直肠栓剂的给药方法：患者取左侧卧位，大腿弯曲，张口呼吸以松弛括约肌。用水或水溶性润滑剂，使药物湿润，以避免疼痛。若直肠干燥，在给药前用注射器连接导管注入10ml温水。给药者戴上指套，将栓剂朝脐的方向轻轻推入肛门内括约肌上方（2~3cm）。把栓剂全部插入，使药物紧贴直肠壁。退出手指，抬高臀部，直至药物不再排出。

1.2.2 不保留灌肠法

不保留灌肠法是将药液灌入肛肠后刺激肠蠕动，促使患者尽快排便的方法。一般在灌肠后5~10分钟排出灌肠液。其又分为大量不保留灌肠和小量不保留灌肠。该法的操作方法与保留灌肠法大同小异，不同之处在于该法所灌入的药物多为通腑泻下之品，且灌入的药量更多，主要适用于实热毒邪结聚阳明，燥屎内结、腑气不通；或误服毒物已由胃至肠需排毒外出者，或需做粪便检查以辅助诊断者等。

(1) 大量不保留灌肠

大量不保留灌肠的目的是清除粪便、清洁肠道。常用灌肠液有39~42℃清水、0.9%氯化钠溶液、0.5%~1%肥皂水。降温可用28~32℃液体，中暑患者用0.9%氯化钠溶液。成人用量为500~1000ml，小儿为200~500ml。患者左侧卧位，灌肠管插至适当深度，放开水阀，使溶液慢慢流入，全部溶液在5~10分钟内灌注完毕。嘱患者尽量保留药液5~10分钟后再排便，以达到较好的效果。

(2) 小量不保留灌肠

小量不保留灌肠的目的是软化粪便、减轻腹胀、解除便秘等。常用灌肠液为123溶液（50%硫酸镁30ml、甘油60ml、温开水90ml）、各种植物油（120~180ml）。操作方法与大量不保留灌肠相同。

1.3 灌肠技术的历史沿革

公元前1500年人类就开始利用结肠灌肠治疗某些疾病。最早使用灌肠疗法的是古埃及人，在公元前5世纪至公元前4世纪，古希腊人已经记录了使用灌肠疗法来治疗发热、身体不适等病症。3世纪时 Essene Gospel 曾经说过："人如果不把体内的废物清理出来，就像一个坟墓一样，外表虽然刷得很漂亮，但是里面却是充满腐朽的东西。"因此，当时就流传如何用竹筒灌肠的方法来治疗疾病。随着医学科学的发展及对人体解剖生理的不断认识，灌肠疗法逐渐流行。17世纪可以说是一个灌肠疗法盛行的时代，巴黎上流社会的人们普遍每天做3~4次灌肠，他们认为这是保持健康的一种基本方式。18世纪中期，灌肠设备有了很大的改进，人们发明了靠重力或注射泵的压力来促进灌肠液流入肠道的灌肠器。20世纪初，随着橡胶工业的发展，人们可以使用更先进的肠道清理设备进行灌肠。

祖国医学对肛肠专科和应用灌肠疗法治疗疾病，做出了独特的贡献。中医药学在灌肠疗法中独树一帜。早在东汉末年，张仲景所著《伤寒论·辨阳明病脉证并治》中记载"大猪胆汁一枚，泻汁，和少许醋，以灌谷道内，如一食顷，当大便出宿食恶物，甚效"，开创了中药肠道给药的先河。张仲景发明的蜜煎导方，以"食蜜炼后捻作梃，令头锐，大如指，长二寸许，冷后变硬，内谷道（肛门）中"，是治疗便秘的最早的肛栓疗法。张仲景在《伤寒杂病论》里说："阳明病，自汗出。若发汗，小便自利者，此为津液内竭，虽硬不可攻之。当须自欲大便……若土瓜根及大猪胆汁，皆可为导。"这种方法就是用土瓜根捣成药汤和用猪胆汁，给高热而大便不通的患者灌肠，达到润肠通便退热的目的。因此，用土瓜根和猪胆汁灌谷道中以通便，是中国最早的灌肠术。晋代葛洪《肘后备急方》中有"治大便不通，土瓜根捣汁，筒吹入肛门中"的记载，这表明当时已明确提出使用器械灌肠，有了当时的灌肠器——筒。因此，用器械灌肠，当以葛洪为最早。孙思邈所应用的灌肠器为竹筒，其方法有吹法、射法和灌法。若所用药为散剂，则用竹筒吹入；若所用药为丸剂，则可用竹筒或用中指直接推至一定深处；若所用药为汤、水、药汁，则用竹筒灌之。根据其"灌入肛内，旦一灌，晚一灌"用以治疗痔症，则说明当时已有保留灌肠技术。藏医名著《四部医典》叙述了灌肠时患者的体位和灌肠的具体方法。另外，在《备急千金要方》《世医得效方》《证治准绳》《医宗金鉴》《理瀹骈文》等书籍中都有药物灌肠的记载。我国古代医家应用灌肠法治疗多种疾病，并且积累了许多宝贵的经验。随着现代医学的发展，人们对大肠生理功能的更深入研究，这一既古老又有实用价值的医疗方法，得到了更广泛的应用。目前已广泛地将中药煎剂或丸剂、散剂的水溶剂，通过灌肠的方法注入肠道，逐步扩大了用药范围，不仅口服药物可以改做灌肠使用，而且一些刺激性较强的药物也可用做灌肠治疗。20世纪70年代初灌肠疗法仅用于溃疡性结肠炎等肠道疾病，到80年代中期灌肠法已经被广泛应用于中医急证的治疗，如急性胰腺炎、阑尾炎、肾炎、尿毒症、中风闭症等都已采用了灌肠疗法。80年代后期至90年代初，灌肠疗法已经向疑难杂病的领域扩展，一些癌症和免疫疾病也采用了灌肠疗法，现在的灌肠疗法已成为一种集中医辨证论治与现代灌肠技术于一体的独特的治疗方法。

1.4 灌肠技术的应用与发展

随着人体解剖学、临床医学和药物学的发展，灌肠治疗有了长足的进步，其科学性和实用性在临床上不断地得到验证。目前，这一疗法逐步推广，已在内科、外科、妇产科、儿科、男性科、皮肤科、五官科等各科多种疾病的治疗和急危重症抢救中得到了广泛应用。灌肠方法不仅用于临床治疗，而且在疾病诊断和预防保健方面，也有重要作用。钡剂灌肠消化道X线造影、B超引导低压灌肠诊断小儿肠套叠、螺旋CT泛影葡胺灌肠的应用等，使疾病诊断得以明显提高。利用现代科学技术手段，对药物灌肠治疗的理论、方法和药理学及药动学等方面，有了更深层次的探讨和研究。在内科疾病中，药物灌肠治疗支气管哮喘、细菌性痢疾、卒中、便秘，以及急、慢性肾衰竭和慢性结肠炎等疗效显著。在外科疾病中，肠麻痹症、术后腹胀、急性胰腺炎、胆道感染、前列腺炎和尿路感染等疾病，使用灌肠治疗均可获良效，尤其对于术后腹胀、肠麻痹症等不适宜口服给药或其他给药途径效果不佳者。药物灌肠治疗妇科疾病，如急慢性盆腔炎、子宫肌瘤、异位妊娠等病症及儿科疾病如小儿高热惊厥等均有较好疗效。同时，灌肠治疗在抢救危重、急症中也发挥了重要作用，如灌肠救治急性肠梗阻、急性肾衰竭、急性药物中毒等方面均取得满意疗效。近年来，灌肠疗法已经开始用于疑难杂病、癌症和免疫性疾病的辅助治疗，并且发挥着重要的作用。

灌肠技术的应用日趋广泛，不仅解决了临床危重昏迷患者不能口服药物或因抢救生命需要而某些药物无法尽快进入体内的难题，也解决了某些药物因异味或易引起恶心、呕吐引起服药困难和儿科患儿服药不合作的难题。采用中西药物灌肠治疗各种急、慢性疾病及疑难病症，其疗效确切，适应范围广泛，优于口服，可代替静脉注射，值得推广应用。因此，灌肠技术这一古老而又新生的治疗方法，以其独特的魅力，焕发着青春光彩。

当然，药物灌肠疗法临床应用也存在某些问题，如灌肠药物多为中药煎剂或中成药稀释液，随制随用，尚缺乏规范化的中成药制剂和肛注专用器具，一定程度上影响了药物灌肠治疗的普及和推广。再如一些有刺激性的药物对肠黏膜的影响，以及某些苦寒性药物对肠胃功能的影响的研究都尚未见到报道。相信随着临床医学、药物学和其他边缘学科的发展，随着对灌肠治疗学的深入研究，此疗法必将更加广泛地应用到临床医疗上，为广大患者的医疗保健做出更大的贡献。

2 灌肠技术的基本原理

2.1 灌肠技术的中医基本原理

2.1.1 祖国医学认识的大肠解剖与生理

祖国医学将大肠肛门列为六腑之一，与脾、胃、小肠、三焦、膀胱共为仓廪之本。居小肠之下，上起阑门，下止魄门，包括了回肠、结肠、魄门等，是人体消化道的最下段。《黄帝内经》对大肠肛门的解剖已有相当详细、精确的描述。历代医家认为大肠肛门的主要功能是：属传化之府，主传导变化。如《素问·五藏别论》有："夫胃、大肠、小肠、三焦、膀胱，此五者，天气之所生也，其气象天，故泻而不藏，此受五藏浊气，名曰传化之府，此不能久留输泻者也。魄门亦为五藏使，水谷不得久藏。"《素问·灵兰秘典论》则具体指出："大肠者，传道之官，变化出焉。"王冰注解："传道，谓传不洁之道。变化，谓变之形。"主津液吸收。《灵枢·经脉》篇有"大肠……是主津液所生病者。"《东垣十书》痔瘘论曰："夫大肠庚金也，主津，本性燥清，肃杀之气，本位主收，其所以司行津液。"津液的生成、吸收、输布、转化、排泄与脾、肺、肾、三焦、膀胱等有关，但吸收主要在大肠，胃"泌糟粕、蒸津液"之后，则送入大肠，大肠则吸收津液，使糟粕形成粪便，故大肠有病，则津液吸收失调，或为腹泻，或为便秘。大肠与肺相表里。《灵枢·经脉》篇曰："大肠手阳明之脉……下入缺盆，络肺，属大肠。"《灵枢·本藏》篇曰："肺合大肠，大肠者，皮其应。皮厚者大肠厚，皮薄者大肠薄，皮缓腹里大者，大肠大而长，皮急者大肠急而短，皮滑者大肠直，皮肉不相离者大肠结。"

2.1.2 大肠与整体

中医学认为，人体的五脏六腑、四肢百骸、五官九窍、皮肉筋骨是由经脉的相互联络、疏通气血联系起来的一个有机整体。各脏腑组织在生理上是相互联系的，在病理上是相互影响的。大肠具有传化糟粕、吸收部分水液的功能。大肠作为五脏六腑之一，可通过四通八达的经络与全身的脏腑组织相互连接，因而在生理上相互联系、相互依赖、相互协调，共同完成整个机体的生命活动。《灵枢·经脉》篇有"大肠……是津液所生病者"之说。李东垣的《兰室秘藏》中云：

“大肠主津，本性燥清，清肃杀之气。本位主收，其所司行津液。”通过胃之“泌糟粕，蒸津液”后，再运输给大肠，大肠则吸收津液，使糟粕形成有形之粪便，说明大肠有吸收功能。大肠“主津液”“为传导之官，变化出焉”“魄门亦为五脏使”。大肠与肺相表里，受脾之统摄，肝之疏泄，心神之调节，为肾脏所主；并与脾、胃、小肠、三焦、膀胱等密切配合，通过节律性消化活动，共同担负着人体消化吸收水谷精微、化生气血津液的功能，以维持五脏六腑的功能，使血脉得充，精神旺盛；同时大肠又司传化运输水谷之糟粕浊气，使之变成粪便而排出体外。在病理上它们也是相互影响的，大肠的传导功能异常，可以引起全身其他脏腑的病变；相反，全身各部位的疾病也可在大肠中形成相应的反应点。大肠、小肠、膀胱同居下焦，肾主水液，司二便，从而为直肠给药治疗急、慢性肾衰竭提供了理论基础，酷似现代医学的“透析”作用。灌肠疗法就是使药液直接作用于这些反应点，达到治疗疾病的目的。所以，大肠不仅是传导糟粕的通道，而且是吸收精微津液及药物的有效途径。

2.1.3 大肠与肺

大肠与肺相表里，两者通过经脉相互络属，关系最为密切。两者生理上相互联系，病理上相互影响。《素问·灵兰秘典论》说：“大肠者，传导之官，变化出焉。”中医认为，由于肺与大肠通过经脉络属构成表里关系，药物自大肠吸收入体内，通过经脉复归于肺，肺朝百脉，宣发通降，所以药物经直肠吸收后可通过经脉上输于肺，再由肺将药物运送到五脏六腑、四肢百骸，达到全身的治疗作用。灌肠疗法基于这一表里关系，使作用于大肠的药物，通过肺与大肠的络属关系直达病所，所以除了能治疗大肠及肺脏本身的病变以外，还可以通过肺“主气”“朝百脉”的功能，将药液随气血而布达全身，发挥整体的治疗作用。

2.1.4 六腑以通为用

《素问·五藏别论》说：“六腑者，传化物而不藏，故实而不能满也。”说明六腑以传化饮食物为主要的生理功能，水谷在体内是不能久留的，否则会产生诸多病证。故有人提出六腑“以通为用”“以通为顺”“以通为补”。灌肠疗法即是以通腑为原则，将药物直接作用于大肠，经过通腑祛邪，达到通腑去滞、通腑排毒、通腑利尿的作用，从而使全身疾病随“通腑”而得以解除。若病位在肠腑，灌肠疗法可使药物直达病所，充分发挥局部疗效。急重症患者，唯有攻下而消其积、导其滞，才是根本。然重病必致体弱，内服攻下之品，恐伤正气。宋金时期的张从正曰：“壅碍既夺，重积得减，则气血流通，而身自健。”然人有虚瘦羸弱，内服药恐药力太过，伤及正气，故用釜底抽薪之法，以中药灌肠泻下，既不伤正，又可直达病所。近年来，应用药物灌肠抢救危重患者，越来越受重视。清代医学家吴师机在《理瀹骈文》中指出：“外治之理，即内治之理，外治之药，即内治之药，医理药理无二，则神奇变幻上可以发泄、造化五行之奥蕴，下亦扶危救急层见，迭出不穷。”说明外治内治法虽不同，其医理、药理则相同。中药灌肠遵循辨证施治规律，直肠给药虽属外治法范围，却可随证加减用药，符合中医辨证论治原则。

2.2 灌肠技术的现代医学原理

2.2.1 现代医学肛肠解剖与生理

(1) 肛肠形态解剖

1）肛门直肠：直肠是消化道的末段，上端与乙状结肠相连，向下行于肛管，终于齿状线。成人直肠长为12~15cm。直肠两头窄小，中间宽阔。中间膨大的部位称直肠壶腹，是大肠最宽阔的部分。直肠有直肠骶曲和直肠会阴曲，在乙状结肠镜检查和灌肠插入导管时，方向应先指向脐部，过肛管后改向骶骨岬，才能顺利到达直肠壶腹。齿状线为肛管皮肤与直肠黏膜相联合处，85%以上的肛门直肠疾病发生在齿状线附近。肛门内括约肌为平滑肌，由自主神经支配；肛门外括约肌是受脊神经支配的骨骼肌。

2）结肠：结肠起自回盲瓣，止于直肠，分为盲肠、升结肠、结肠右曲、横结肠、结肠左曲、降结肠和乙状结肠，长120~200cm。结肠比小肠短而粗，其长度不超过小肠的1/4。结肠有三条由纵肌形成的结肠带。结肠带比结肠短1/6，因呈袋状凸起，亦称为结肠袋。升结肠在盲肠与右曲之间，长12.5~20cm；横结肠长40~50cm；降结肠长25~30cm；乙状结肠位于盆腔内，形状弯曲，长度变化很大，一般长25~40cm。

(2) 肛肠组织解剖

结肠壁由四层组成，即黏膜、黏膜下层、基层和外膜（浆膜或纤维膜）。直肠与结肠一样由黏膜层、黏膜下层、肌层和外膜组成。肛管有自己特殊的组织构造，肛管的上皮在齿线上方是复层柱状上皮，在齿状线下方则是复层扁平上皮。

(3) 肛肠血管、淋巴

1）血管：肛门直肠部的血管丰富。动脉供应主要来自直肠上动脉、直肠下动脉、骶中动脉和肛门动脉。肛门直肠齿状线以上静脉丛与门静脉相通；齿状线以下静脉丛在齿状线附近门静脉与体静脉相通。

2）淋巴组织：肛门直肠淋巴组织在齿状线以上淋巴液向上回流，汇入盆腔淋巴结；齿状线以下的淋巴液向下回流，汇入腹股沟淋巴结。

(4) 大肠生理功能

大肠的主要功能之一是吸收与消化，吸收水和电解质。正常情况下，大肠每日约从内容物中吸收水分1300ml、钠200mmol和氯150mmol。实际上大肠的吸收能力比这强得多。据研究报道，大肠24小时内至少可吸收水分2500ml，甚至可以达到5000ml。大肠各部分的吸收能力不一样。升结肠的吸收能力最强，其余依次为横结肠、降结肠、直肠。就消化功能而言，结肠和直肠不产生酶，无消化作用，但有细菌消化作用。

大肠生理功能之一是传输与储存，大肠是传输食物残渣至肛门，经一定时间储存后排出体外的器官，传输与储存是其基本功能。

排便是一种错综复杂而协调的动作，包括随意和不随意的活动，是一种既协调又准确的生理反射功能。健康人直肠内通常没有粪便，随着起床引起的直立反射，早餐引起的胃、结肠反射，结肠可产生强烈的“集团蠕动”，将粪便送入直肠。直肠内粪便蓄积到一定量时，就会刺激直肠壁内的神经感受细胞，使直肠运动亢进，粪便排出体外。

肠道是人体内最大的细菌和毒素库，成人大肠中有400余种细菌，胎儿的胃肠道是无菌的。出生后，细菌开始移居，并在肠道中迅速繁殖。所谓正常的肠道结构与功能是指在正常肠道菌群的情况下，机体与细菌共生，保持一个生态平衡系统。大肠菌群生态系统的稳定对保持正常的肠道功能起着非常重要的作用，因此，不能轻易地破坏大肠中菌群的平衡和稳定。

胃肠道黏膜免疫系统是整个黏膜免疫系统的重要部分，大肠在其中起着重要作用。黏膜免疫反应不仅与全身免疫系统协调发挥免疫保护和监督作用，而且是防止感染、变态反应和肿瘤的免疫屏障，并参与调节许多系统性免疫应答。

2.2.2 现代医学灌肠技术原理

现代医学对人体大肠的解剖、生理和肠道给药的吸收、输送过程已有较明确的认识。直肠的肠壁组织是具有选择性吸收和排泄功能的半透膜。婴幼儿肠壁较薄，具有通透性高、肠壁孔隙大、蛋白质结合率低的优点。另外直肠富有丰富的静脉丛，药物可通过下列两条途径发挥全身疗效：一条是经门静脉进入肝，再进入体循环；另一条是经下腔静脉进入体循环。淋巴组织也参与了药物的吸收，而且直肠给药吸收后维持时间较长。研究证实，灌肠药物主要是在直肠吸收的。直肠丰富的动脉、静脉和淋巴丛，回血流畅，使供血充足，肠道给药后可以很快吸收进入血液。药物进入肠道后，首先溶于直肠的分泌液中，然后通过肠壁黏膜下层的细胞膜产生流动梯度而进入血液。药物吸收入血后，再通过直肠中静脉、下静脉和肛管静脉，绕过肝直接进入大循环的部分，约占直肠吸收药物的50%~

70%，表明灌肠给药，药物易被吸收，且药物吸收后除产生局部治疗作用外，大部分还可以通过下腔静脉进入体循环直接发挥药效。这样，大部分药物不经过肝而直接进入大循环，这样可减少药物对肝的毒性和不良反应，也可以减少药物在肝中发生化学变化。药物不经过胃和小肠，所以同时可以避免药物经口服被消化液分解破坏的弊端。另一部分药物通过直肠上静脉，经门静脉进入肝代谢后，再循环到全身。而且，直肠淋巴系统也吸收部分药物，是直肠吸收药物的另一途径。研究认为，肠道给药比口服吸收更快捷，其生物利用度较口服的生物利用度高。所以，灌肠疗法是一种吸收更好，药理作用更强，速效、高效的治疗方法。

3 灌肠技术的器具制备

3.1 常见灌肠器具设备

早年常用的灌肠器具较为简易，如用一根导尿管，连接 50～100ml 的注射器，将导尿管插入肛门内一定深度，用注射器将药液缓慢推入；灌肠桶连接带有调节器的胶管，末端为肛管插入肛内，将加入药液的灌肠桶放置适当高度，再用调节器控制灌肠速度。随着医学的发展，特别是灌肠技术的广泛应用，各种灌肠器具也随之增多和不断完善，常用的有以下几种。

3.1.1 密闭式输液器

灌肠器目前较常用的灌肠器是密闭式一次性输液器灌肠器。使用清洁的输液瓶、一次性输液器以及导尿管（一般为 18 号无菌导尿管）。将灌肠液装入输液瓶中，药物提前加入，片剂应研碎，溶解于灌肠液中，套上网套，将一次性输液器插入瓶口，在无菌条件下，用剪刀在距离针柄 2～3cm 处剪断，弃去针头，接无菌导尿管，灌肠时将导尿管插入肠内即可。

密闭式输液器灌肠装置的优点：①密闭式输液装置及一次性导尿管来源充足，取材方便，易于保管，且均为一次性无菌装置，解决了消毒及保存不方便的问题，避免了交叉感染，消除了患者的心理顾虑。②输液瓶、输液管均为透明装置，可观察到液面下降情况及从滴管中了解灌肠是否通畅、进液速度和量，输液管上的调节器可控制灌肠速度。③导尿管管径较细，长约 30cm，质软，刺激性小，能随肠道弯曲改变方向和曲度，不会造成肠内意外损伤，另外，导尿管有足够长度，尤其适用于保留灌肠和中高位直肠癌患者术前肠道准备，患者易于接受。④导尿管细长，插入深，药液量少，压力低，使灌入药液能保留较长时间，以便充分吸收。采用密闭式输液器简便易行，携带方便，价格低廉，无不良反应，患者容易接受，适用于医院、家庭使用。临床还可用吸痰管或一次性新型灌肠管（由透明硅塑管、控制开关等构成）代替导尿管。

3.1.2 球式灌肠器

球式灌肠器前端为肛管，顶端有开口，可插入肛门内一定深度，通过橡皮胶管连接，中间有一打气气囊，气囊内设有一个单向的阀门。灌肠时，先将药液放在容器内，将灌肠器另一端放入药液内，用手挤压中间的气囊，药液便可灌入肠道内（图1）。

3.1.3　筒式灌肠器

筒式灌肠器的注射器连接橡胶管，橡胶管前端有开口和侧口，用注射器抽吸灌肠药液，通过插入肛管内的橡胶管，将灌肠液推注入肛门内。其外观小巧，便于携带，一次可进行100ml灌肠液灌肠。患者可自我操作（图2）。

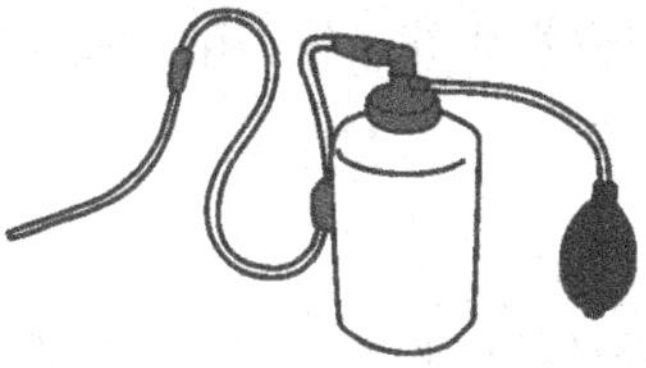

图1　球式灌肠器

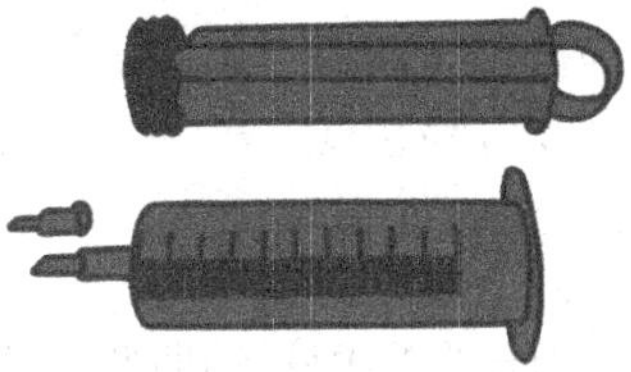

图2　筒式灌肠器

3.1.4　巧致新型灌肠器

巧致新型灌肠器具有设计新颖、制作精良及使用简捷、方便等特点。主要有一个储水袋，连一条导管，带一个夹子，导管末端的接头上插接有灌洗头。每套灌肠器配有多支灌洗头，灌洗头可单配。适用于中老年人灌肠治疗应用（图3）。

3.1.5　一次性使用灌肠器

新型一次性便携式医用灌肠器由瓶体、液体导管、肛管构成，液体导管连接开关后与肛管连接，液体导管安装在瓶体中，其瓶体上安装有一个套有弹簧的气囊，瓶体与气囊之间安装有一个阀，瓶底对应于液体导管处有一个槽，这样能够节省药液。患者可用胳膊压迫气囊，在特殊体位下，自己可独立操作。气囊式设计，不用悬挂或举起储液瓶，溶液即可进入肛肠，同时可以很方便地观察药液的情况（图4）。

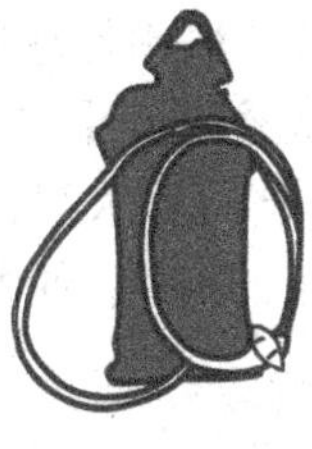

图3　巧致新型灌肠器

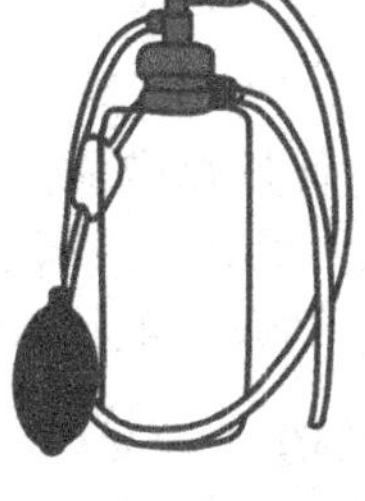

图4　一次性灌肠器

3.1.6 小儿灌肠器

1）小儿吊桶输液器改制为灌肠器：将250ml容量式一次性吊桶输液器针头接头及过滤网端剪掉，然后将断端与20号橡皮导尿管连接紧密，经冲洗及煮沸消毒后备用。将导尿管端经甘油润滑后插入肠门直肠15~20cm，灌肠。

2）一次性输液器：取无菌头皮针，剪去针头部分并用火烤前端，用液状石蜡润滑后将细管轻轻插入肛门10cm左右，一次灌液量在100~150ml。

3）气囊导尿管：将气囊导尿管插入肛门8~12cm后，利用充气后扩大的气囊阻塞肛门，延长药液在直肠内的保留时间。

4）硅胶胃管保留灌肠：小儿一次性硅胶胃管质软、管径细，插管时对肛门刺激小，患儿容易接受。

3.1.7 老年用灌肠器

老年人由于肛门内括约肌收缩力增强，外括约肌收缩力减弱，当肛管受粪便或灌肠液刺激后容易发生失控现象，故最好使用气囊导尿管灌肠器，可以使用16号一次性双腔气囊尿管，气囊尿管前端插入肠道一定深度，将气囊内注入一定量的生理盐水或空气，回拉有阻力后再使灌肠液缓慢地流入肠道。硅胶肛管管壁柔软，刺激性小；头端侧孔多，利于粪便排出；管道透明便于观察管内药液情况，因此已逐渐取代组织相容性小的橡胶肛管。

3.1.8 结肠灌注透析治疗机

结肠灌注透析治疗机的机制是在结肠腔内建立起有效的透析治疗系统，利用结肠自身潜在的吸收和排泄功能，清除肠腔内和肠黏膜上的有害代谢产物和毒素，配合药物治疗，而达到不同药物治疗多种疾病的目的。它由计算机控制，通过人为操作而进行自动监测和数据处理的肠道治疗辅助设备。

3.2 灌肠技术需使用的一般用品

3.2.1 器械

细肛管（一般用14~16号）或导尿管（目前一般用导尿管，因肛管太硬易于损伤肠黏膜），一次性输液器，灌肠筒或无菌输液瓶、止血钳、治疗巾、20ml注射器、液体石蜡、棉签、纱布、软皂、少许润滑油、水温计、胶管（长70~80cm）、玻璃接管、弯盘、液状石蜡棉球、输液架、屏风、便盆、灌肠药物。

3.2.2 备用药物

必要时备1%利多卡因20ml、50%硫酸镁和温盐水等。

4 灌肠技术操作的技术规范

4.1 保留灌肠法

常用的保留灌肠方法有开放灌注法、直肠点滴法、推注灌肠法和结肠透析法、直肠栓剂法等，这里主要介绍前三种。

4.1.1 开放灌注法

(1) 目的

使中药水煎剂在肠内保留，通过肠道黏膜和血管吸收药液，从而达到治疗疾病的目的。本法适用于大剂量药液保留灌肠。

(2) 操作方法

1）根据症状和病情辨证选用药物。将灌肠筒等用具准备好，煎好药液，温度为38~40℃，并嘱患者排空大便。

2）灌肠时臀部抬高约10cm，以使药液不容易流出。患者灌肠的体位应根据病情而定。如慢性痢疾的患者病变部位多在乙状结肠或直肠，灌肠治疗以左侧卧位为宜；阿米巴痢疾病变多见于回盲部，故应采取右侧卧位；溃疡性结肠炎则应不断变换体位。肛管插入的深度，一般在左侧卧位时为10~15cm，而在右侧卧位时其深度应为15~20cm，但一般不超过30cm为宜。

3）药液流入宜缓慢，灌肠完毕后拔出肛管静卧30分钟以上，以使药液可以充分吸收。

4.1.2 直肠点滴灌肠法

(1) 目的

使中药煎剂在肠内保留，达到治疗疾病的目的。本法适用于药量为250~400ml的中等剂量的灌肠疗法。

(2) 操作方法

1）根据不同病证，采用辨证论治原则选用药物。用具为无污染的葡萄糖空瓶或生理盐水空瓶一只，洗净消毒后备用；连接导尿管的无菌一次性输液器等。

2）准备好用具后，将煎好的药液装入瓶内放置于输液架上，再将输液器插

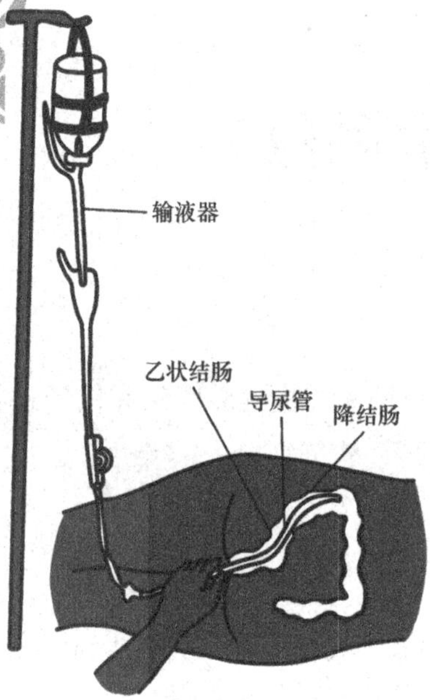

图 5 直肠点滴灌肠法

入瓶内，流出药液后关闭调节阀。嘱咐患者排空大便后取侧卧位（左侧或右侧当视具体病情），暴露臀部，双膝微屈，臀部垫高约10cm，在导尿管顶端涂润滑油后插入肛门 15～30cm 深，用胶布将导尿管固定（图 5）。

3）控制滴数在每分钟 30～100 滴，使药液缓缓流入肠腔内。流速的快慢应视具体病情而定。用于虚寒证一般以每分钟 30～50 滴为宜，用于实热证一般以每分钟 50～100 滴为宜，灌入量一般为 250～400ml。

4）滴完药液后拔去导尿管，静卧 30～60 分钟，并可左右变换体位，以使药液充分接触并吸收。

4.1.3 推注灌肠法

（1）目的

一般用于小剂量快速灌肠，主要适用于小儿及体质较弱的患者。

（2）操作方法

药物选择一般为中药小剂量煎剂或丸剂、散剂的水溶剂。选用灌注器或 50ml 的注射器，注射器顶端连接导尿管。患者排空大便后取侧卧位，臀下衬防水物品，选用注射器抽吸药液，连接导尿管后将导尿管插入肛门大约 15cm，推入药液。静卧半小时以上。

4.2 不保留灌肠法

（1）目的

不保留灌肠法主要用于通便泄浊，清热解毒，通过灌肠清除肠道内容物，排除毒素，祛湿清热。临床常用于便秘、高热、痢疾等病证。不保留灌肠一般多选用泻下药，如大黄、甘遂、商陆、番泻叶、桃仁、芦荟、紫花地丁、蒲公英等。根据病情及药液灌入量的多少，将不保留灌肠法分为大量不保留灌肠法和小量不保留灌肠法两种。

（2）操作方法

1）准备好灌肠筒、连接橡皮管、肛管（14～16 号为宜）、弯盆、润滑油、手纸、橡胶垫、便盆等。煎好中药，待药液温度为39~40℃准备灌肠，温补药、清热药液温度略低，为26~30℃为宜。

2）患者取侧卧位、双膝屈曲，露出臀部，使臀部移近床边，臀下垫橡皮单或塑料单，床边置小凳，放好弯盆及痰盂。把药液倒入灌肠筒内，将灌肠筒挂在高处，放出少量液体，排空气体后用或血管钳夹住橡皮管。肛管前端涂抹润滑油（如液状石蜡、麻油、凡士林），分开臀部，显露肛门，将肛管轻轻插入直肠7~10cm处，然后松开血管钳，用胶布将肛管固定在臀部，使溶液缓缓流入肠内（图6）。

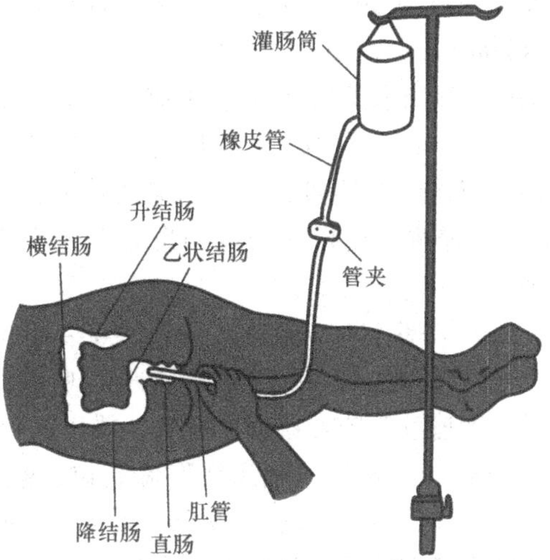

图6　不保留灌肠法

3）药液灌完后，夹住橡胶管，拔出肛管后放入弯盘内，让患者平卧，保留5~10分钟后排便。

5 灌肠技术的基本操作规程

1）保留灌肠前，嘱患者排便，以清洁肠道，利于药物吸收，尽量不采取大量不保留灌肠，以免刺激肠蠕动，不利于药液保留。

2）备齐药品用物携至床前，向患者解释操作目的及方法，以取得患者配合。

3）测量药液温度，一般为39~41℃，倒入灌肠筒或输液瓶内，挂在输液架上，液面距肛门30~40cm。

4）摆好体位，根据病变部位取左侧或右侧卧位或膝胸卧位，臀下垫一次性治疗巾，并用小枕抬高臀部10cm左右，暴露肛门，注意保暖。

5）润滑肛管前端，与输液器连接，排气后夹紧输液管，轻轻插入肛门10~15cm，操作过程中动作应轻柔，边操作边询问患者有无不适，操作中如有抵抗感，不能强行插入肛管。

6）用胶布固定，松开活塞，调节滴速，每分钟60~80滴。压力要低，以便药液的保留，保留时间越长越好，有利于肠黏膜的充分吸收。

7）待药液滴完时夹紧输液管或灌肠筒的连管，拔出肛管放入弯盘。

8）用卫生纸在肛门处轻轻按压，嘱患者取膝胸位，嘱咐患者尽可能忍耐，尽量保留药液1小时以上，便于药物吸收。臀部小枕可1小时后再撤去。

9）整理床铺，协助患者取舒适卧位。整理用物，洗手，做好记录。

中药保留灌肠操作流程图如图7。

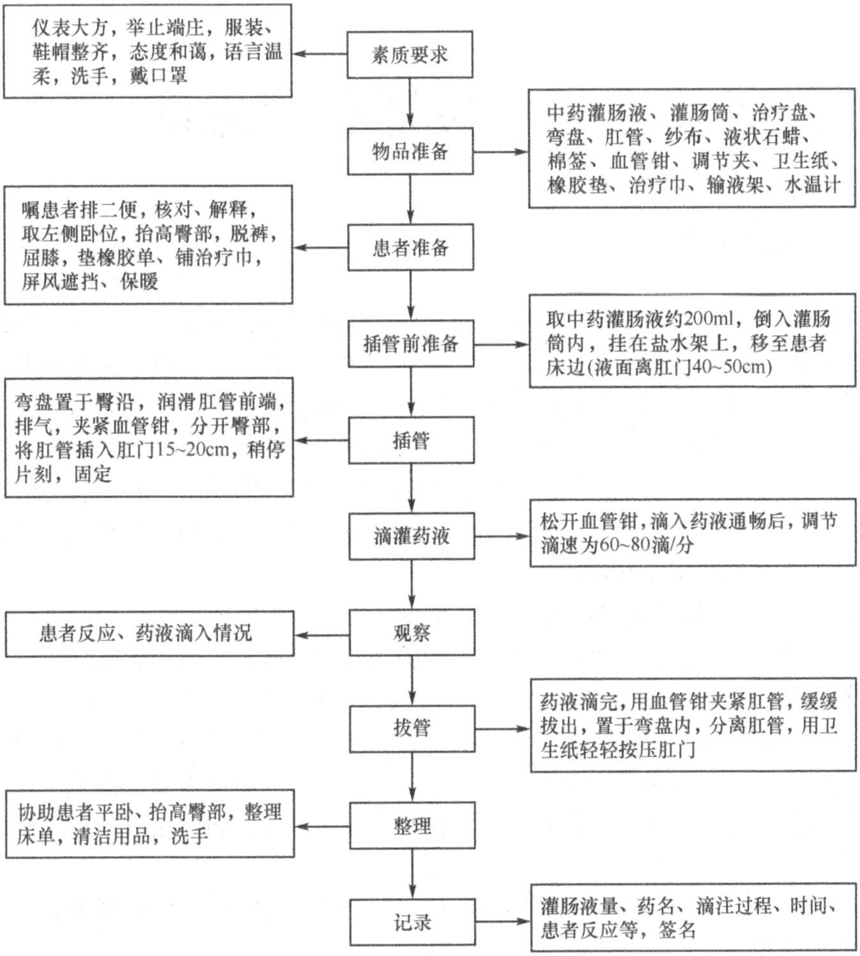

图 7　中药保留灌肠操作流程图

6 灌肠技术的适应证和禁忌证

6.1 灌肠技术的适应证

内科、外科、妇科、肛肠科等各科的急、慢性疾病，重症、疑难杂病等均可予以灌肠疗法治疗。目前，用于灌肠的中西药物和方剂与日俱增，治疗疾病的应用范围也越来越广。灌肠疗法以其简便易行、疗效肯定、无创伤、经济实惠等特点，被广大患者和医务工作者所接受，药物灌肠治疗主要侧重于以下适应证。

1）适用于口服药物有一定困难的患者：如小儿口服药物，特别是中药汤剂；又如由于呕吐较重而不能进食的患者，以及药物口服不仅不会发挥作用，还会引发呕吐的患者均适用灌肠疗法。

2）适用于各种原因引起的昏迷患者：由于吞咽反射消失，昏迷患者口服药物可能会造成误吸，甚至可以造成吸入性肺炎而加重病情，适用灌肠疗法。

3）适用于某些慢性疾病：如有些慢性疾病如心脑血管疾病、糖尿病、类风湿关节炎、银屑病等，需要长期服药的，而临床所用药物对胃、肝等具有较明显的不良反应，故适宜用灌肠疗法代替口服用药。药物灌肠可以降低血液中的含氮物质，如氮质血症等疾病，故对急、慢性肾功能不全者灌肠疗法可以起到一定的透析作用。

4）适用于肠道疾病：如慢性结肠炎、肠梗阻、阑尾炎、直肠周围脓肿、肠道易激综合征等。

5）适用于慢性盆腔疾病、男科疾病的炎症表现：如慢性盆腔炎、痛经、不孕症、前列腺增生、慢性前列腺炎等疾病。

6）适用于某些急腹症：急腹症患者诊断明确后，采用禁食和非手术治疗而且对灌肠治疗无禁忌的患者适用灌肠疗法。

7）适用于急症中毒：灌肠治疗可用于中毒的抢救、高热惊厥的降温止惊、脑卒中昏迷的救治等。

8）可以作为其他疗法的辅助治疗方法。

6.2 灌肠技术的禁忌证

灌肠疗法与其他疗法一样，也有其禁忌证。在应用药物灌肠治疗之前，要严格掌握灌肠疗法的禁忌证，确保医疗安全。

1）脱水和电解质紊乱患者：脱水、电解质紊乱及严重腹泻者长期应用泻下灌肠药，容易引起脱水，因而脱水和电解质紊乱患者，不宜应用灌肠疗法，应当在纠正水电解质平衡失调后，根据病情需要，采用灌肠治疗。严重腹泻者不宜灌肠治疗。

2）肛门、直肠感染性疾病：肛门、直肠感染性疾病灌肠前应检查肛门、直肠，凡有痔、瘘管，特别合并有外痔感染、肛周脓肿时应慎用或禁用。

3）女性患者特殊时期：女性患者灌肠宜避开月经期与产褥期，妊娠期妇女禁用。

4）严重尿毒症患者：严重尿毒症患者宜配合其他疗法，肌酐在884μmol/L以上的尿毒症患者灌肠疗效不佳。

5）肛门、直肠和结肠术后患者：禁用于肛门、直肠和结肠术后患者。

6）年老体弱者：个别年老体弱、肌肉松弛、括约肌功能严重下降者，不宜采用灌肠疗法。

7）严重心血管疾病：严重心血管疾病，如心力衰竭、严重心律失常、重症急性心肌梗死等内科急重症及其他不适宜灌肠治疗者禁用。

8）禁用于消化道出血、急腹症患者（疑有肠坏死或穿孔）。

7　灌肠技术的优势和注意事项

7.1　灌肠技术的优势

中药灌肠疗法自20世纪70年代以后已经被广泛应用，它不仅被广泛应用于临床多种常见病证的治疗，更因其给药方法的特殊，不受吞咽功能和上消化道功能的影响，药物吸收快、药效发挥迅速，而成为一种临床常用的治疗手段，灌肠疗法对于一些消化系统疾病、肛肠疾病、肾脏疾病、妇科疾病的治疗尤其有效，特别是中药灌肠治疗。其优势具体包括以下方面。

（1）体现了中医上病下取的治疗思想，符合中医的辨证论治思想

药物灌肠疗法体现了中医上病下取的治疗思想，也是内病外治及通法的延伸，它符合中医的辨证论治思想，将不同时间的辨证所选方药，及时灌入直肠，使药物直达病所，或经肠吸收后再布散于全身，从而发挥整体治疗的作用。

研究证明，通过药物灌肠，能收到与口服给药，甚至类似静脉给药同样的效果，不但能治疗中、下焦病证，对上焦病证同样发挥较好的治疗作用，起到上病下治的效果，故能发挥全身治疗的作用。

（2）适用于多种疾病的治疗，操作简便，无创伤，患者乐意接受

凡能溶于水或混溶于水且无局部和全身毒性的中西药物均可作为灌肠治疗药物，因此，拓宽了灌肠用药范围及灌肠治疗的适应证。例如，直肠滴注法是20世纪80年代开展起来的一种改进的保留灌肠方法，是对传统外治疗法的一种改革和创新，直肠滴注使药液与肠道黏膜充分接触，更易于吸收，更适用于老人、儿童及体弱的患者。

（3）对不能吞服的患者，如昏迷、呕吐和口服药物有困难的患者尤为适合

因为直肠能很好地吸收药物中的成分，而且局部吸收，直接作用于患处，效果明显。灌肠给药能加速奏效时间，提高治疗效果，而且药物的吸收部分不通过肝而直接进入血液大循环，可防止或减少药物在肝中发生化学变化而改变药物性能，同时也可减少药物对肝的毒性作用，有利于保持药物性能，提高疗效。研究证明，直肠给药吸收与口服给药吸收总量的比值是5∶1，与静脉给药吸收的总量无明显区别。直肠给药的生物利用度较口服给药可增加100%。

（4）药物灌肠弥补了口服给药的不足

药物在直结肠吸收比口服吸收为快，有些灌肠疗法可用于急危重症的抢救和治疗，因而弥补了口服给药的不足，减缓了因药物格拒或患者吞咽困难等不能下咽的局限，有效增加了医疗手段。而药物高位灌肠，不仅使有效成分不易被消化破坏，而且有利于肠黏膜的吸收，同时可避免患者的呕吐反应。

（5）可发挥药物的直接接触、渗透和吸收作用

灌肠给药因药液与病灶直接接触，能较好发挥药物的局部治疗作用；药物通过渗透和直接被肠黏膜吸收，很快在局部弥散，使直肠、结肠周围组织器官的药物浓度较高，能够充分发挥药物对直、结肠周围组织器官疾病的治疗，故而产生其他疗法不可替代的疗效。

（6）一定的结肠透析作用

结肠透析是以结肠黏膜为透析膜，避免了血液透析膜所致炎性因子进入血液产生肾毒性，更有利于残余肾功能的保存，对一些可逆性肾衰竭患者具有重要意义。而且操作简单，不良反应小，无创伤，价格便宜。结肠透析治疗方法的不断改进，为慢性肾衰竭的治疗开辟了新的途径，通过肠道清除部分血液中蓄积的毒素及过多的水，减轻肾损害，从而治疗急、慢性肾衰竭。因此，特别适用于没有透析条件而需要抢救肾衰竭的患者。

（7）药物灌肠减少了药物对肝的影响

药物保留灌肠，部分药物通过肠黏膜的直接吸收，50%~70%药物不经肝进入体循环，大大减少了药物对肝的影响，尤其对于急性中毒的抢救，药物保留灌肠是一种安全有效的办法，在一定程度上减少了肝的负担，直接起到护肝作用。因此，药物保留灌肠法是一种安全有效的治疗方法。

（8）灌肠疗法简便实用、安全经济

药物灌肠能有效避免医源性交叉感染，而且容易观察入量，控制滴速，操作简便，患者易接受，且药源易得，价格低廉，经济实惠。

（9）微型灌肠剂在中药的直肠给药中得到应用

微型灌肠剂弥补了灌肠液使用体积过大、不方便的缺点。例如，以羚羊角、地龙、茵陈等制成羚龙清热微型灌肠剂，用于小儿热盛抽搐、惊厥为主的各种热性病，具有起效快、作用强、持续时间长的优点。

随着灌肠疗法的广泛应用，进一步研究患者采取的体位、插管的深度、灌肠液的剂量、温度和保留时间以及灌肠压力等，并根据不同疾病、患者具体情况（如年龄、性别、体质等）和不同的治疗目的，制定不同的灌肠治疗方法，使灌肠治疗更加细化和深化，因人而异、因病而异，更加有的放矢，进一步提升疗效。

总之，灌肠疗法是一种简便有效的治疗方法，有诸多优势。中药灌肠在临床中的广泛应用表明，中医灌肠疗法运用多途径、多方位的治疗手段，不仅药物生物利用度高，有效成分吸收迅速，适应证广泛，而且符合临床实际和患者需要，疗效可靠，无明显不良反应，是值得推广的一种治疗方法。

7.2 灌肠技术的注意事项

1）中药保留灌肠前应先了解病变的部位，以便掌握灌肠时的卧位和肛管插入的深度，如慢性痢疾，病变多在直肠和乙状结肠，宜采取左侧卧位，插入的深度以15~20cm为宜，溃疡性结肠炎病变多在乙状结肠或降结肠，插入深度应达18~25cm，阿米巴痢疾病变多在回盲部，应采取右侧卧位。

2）灌肠前让患者排空大便，必要时可先行清洁灌肠。减轻肛门刺激，肛管要细，宜选用小号肛管，压力宜低，药量宜小；为促进药物吸收，插入不能太浅。

3）药液温度要适宜，药液温度应保持在39~41℃，虚证可为40~44℃。可根据药性、年龄及季节进行适当调整。清热解毒药温度宜偏低，以15~20℃为宜；清热利湿药则稍低于体温，以20~30℃为宜；补气温阳，温中散寒之药温度以38~40℃为宜。老年人药温宜偏高。冬季药温宜偏高，夏季可偏低。温度过低可使肠蠕动加强，腹痛加剧，过高则引起肠黏膜烫伤或肠管扩张，产生强烈便意，致使药液在肠道内停留时间短、吸收少、效果差等。

4）灌肠速度不能太快，否则影响在肠道内保留的时间。一般用量为100~200ml，小剂量药液灌肠时应加倍稀释，以增加吸收率。

5）为使药液能在肠道内尽量多保留一段时间，药液一次不要超过200ml，肠道病变患者在晚间睡前灌入为宜，并减少活动，灌肠后不再下床活动，以提高疗效。

6）导管闭塞的处理，滴入时如出现闭塞，液体进不去，可转动肛管或将肛管稍拉出一点，或摇动灌肠液以免药液沉渣闭塞导管。

7）灌肠筒要清洁，须经过消毒处理，肛管可用一次性的，一人一用，用后按《医疗废物管理办法》规定处理。

8）肛门、直肠和结肠等手术或大便失禁、下消化道出血患者、妊娠妇女等患者禁用灌肠治疗。

下篇 灌肠技术的临床应用

1 溃疡性结肠炎

1.1 概述

1.1.1 概念

溃疡性结肠炎是一种病因尚不十分清楚的慢性非特异性炎症性肠病，病理特点在于溃疡的形成，病变主要累及结肠黏膜和黏膜下层，很少深达肌层。范围多自远段结肠开始，可逆行向近段发展，甚至累及全结肠及末段回肠，呈连续性分布。本病的发病既有自身免疫机制的参与，又有遗传因素作为背景，感染和精神因素是诱发因素。临床主要表现为腹泻、腹痛和黏液脓血便。病情轻重不一，多呈反复发作过程。本病可发生于任何年龄，多见于20~40岁，男女发病率无明显差别。

溃疡性结肠炎属于中医的“泄泻”、“痢疾”、“大瘕泻”、“久痢”、“休息痢”等范畴。

1.1.2 病因病机

（1）中医病因病机

本病病因主要有感受外邪、饮食所伤、情志失调、病后体虚、禀赋不足等，主要的病机是脾虚湿盛，脾胃运化功能失调，肠道分清泌浊及传导功能失司。

1）饮食所伤：暴饮暴食，宿食内停，或恣食肥甘辛辣，致湿热内停，或多食生冷，化生寒湿，或误食不洁之物，导致寒湿、湿热、食滞之邪损伤脾胃，使脾运失职，升降失调，清浊不分而致泄泻。

2）感受外邪：六淫之邪，皆可使人发生泄泻，其中以湿邪最为多见。脾脏喜燥而恶湿，外感湿邪，困阻脾土，气机升降失职，清浊不分，水谷混杂而下而成泄泻。寒邪和暑热之邪，除了侵袭皮毛肺卫之外，也可从表入里，损伤脾胃，使脾胃升降失司，运化失常，清浊不分，引起泄泻。

3）情志失调：忧郁恼怒，精神紧张，易致肝气郁结，横逆犯脾，或忧思伤脾，土虚木乘，脾失健运，气机升降失常而成泄泻。

4）病后体虚：长期饮食失调，劳倦内伤，或病后失治，均可导致脾胃虚弱，运化无权，水谷不化，清浊不分，导致泄泻的发生。久病之后，损及肾阳，阳气不足，命门火衰，脾失温煦，运化失职，水谷不化，湿滞内生，遂成泄泻。

5）禀赋不足：由于先天不足，禀赋虚弱，或素体脾胃虚弱，不能受纳水谷和运化精微，水谷停滞，清浊不分，混杂而下，易致泄泻。

本病基本病机是脾病与湿盛。病位在肠，关键在脾，并可涉及肝和肾。大小肠司泌浊、传导，脾主运化，喜燥恶湿，肝主疏泄，调节脾运，肾主命门之火，能暖脾助运，腐熟水谷。由于感受外邪、饮食所伤、七情不和及脏腑虚弱等原因，导致脾运失职，小肠无以分清泌浊，大肠无以传化，水反为湿，谷反为滞，合污而下，则发生泄泻。病理因素主要是湿，外因与湿邪关系最大。湿为阴邪，易困脾阳，脾受湿困，则运化失常，所谓"湿盛则濡泄。"另湿邪可夹寒邪、热邪、食滞而共同致病。内因与脾虚关系最为密切，脾虚失运，水谷不化精微，湿浊内生，混杂而下，发生泄泻。脾虚失运，可导致湿盛，而湿盛又可以影响脾之运化，故脾虚与湿盛是互相影响，互为因果的。故本病病初与脾、胃、肠有关，后期涉及肾，是以脾胃虚弱为本，以湿热蕴结、瘀血阻滞、痰湿停滞为标的本虚标实证。

（2）西医病因病理

病因尚不十分清楚，目前多数学者认为本病的发病既有自身免疫机制的参与，又有遗传因素作为背景，感染和精神因素是诱发因素。

病理特点主要在于溃疡的形成，病变主要累及结肠黏膜和黏膜下层，很少深达肌层。结肠炎症在反复发作的过程中黏膜不断的破坏和修复，导致正常的结构破坏。显微镜下见隐窝结构紊乱，表现为腺体变形，排列紊乱，数目减少等萎缩改变，伴杯状细胞减少和潘氏细胞化生。范围多自远段结肠开始，可逆行向近段发展，甚至累及全结肠及末段回肠，呈连续性弥散性分布。

1.1.3 临床表现

（1）症状

1）腹泻：轻者每天3~4次，或腹泻与便秘交替出现。重者每天排便次数可多达10~30余次，粪质多呈糊状及稀水状，混有黏液、脓血。病变累及直肠则有里急后重感。

2）腹痛：一般呈轻中度腹痛，多局限左下腹及下腹部，也可全腹痛。疼痛的性质常为痉挛性，有腹痛-排便-便后缓解的规律。重型和暴发型者常有明显的压痛和鼓肠。或有腹肌紧张、反跳痛、肠鸣音消失。

3）便血：鲜红色或暗红色，一般血量不多，个别出现失血性休克。

4）其他症状：可见发热、上腹部不适、嗳气、恶心、消瘦、贫血、水电解质平衡紊乱、低蛋白血症的表现。肠外表现主要为关节炎、结节性红斑、前葡萄膜炎、口腔黏膜溃疡等。

(2) 体征

轻症者仅有左下腹压痛，部分可触及降结肠和乙状结肠，重症者常有明显压痛、鼓肠；肌紧张、反跳痛提示腹膜激惹、肠穿孔等并发症。

1.1.4 临床诊断

具有持续或反复发作的腹泻和黏液脓血便、腹痛，伴有或不伴有不同程度的全身症状者，应考虑本病。根据临床表现，结合实验室检查，结肠镜检查三项中之任何一项和（或）黏膜活检支持，可诊断本病。或根据临床表现，X线钡剂灌肠检查三项中之任何一项，可诊断本病。

1）粪便检查：镜检可见大量红细胞、白细胞，急性发作期可见巨噬细胞。需进行粪便病原学检查。

2）血液检查：有轻、中度贫血。急性期中性粒细胞增多，红细胞沉降率和C反应蛋白增高是活动期的标志。严重者血清清蛋白降低，电解质平衡紊乱以低钾为突出。

3）X线钡剂灌肠检查：①黏膜紊乱或有细颗粒变化；②多发性溃疡或假性息肉；③肠管缩短、结肠袋消失可呈管状。

4）结肠镜检查及黏膜活检：镜下特征性病变有：①黏膜有多发性溃疡伴充血、水肿；②黏膜粗糙呈细颗粒，脆易出血或附有脓性分泌物，黏膜血管模糊；③可见假息肉、结肠袋变钝或消失。活检病理可见炎性细胞浸润、活动期表现为表面溃烂、溃疡、隐窝脓肿；慢性期表现为隐窝结构紊乱、杯状细胞减少和潘氏细胞化生。

1.2 灌肠技术在溃疡性结肠炎中的应用

技术一

方剂 李祝勛土苦汤。

组成 土大黄、苦参各30g 白及10g 地榆炭10g 杜仲炭10g

用法 每剂浓煎100ml，温度37～39℃，以导尿管做插管插至20cm以上，用100ml注射器缓缓推注，然后安静卧床。14天为1个疗程，疗程间休息3天。

适应证 用于治疗溃疡性结肠炎表现为腹泻、腹痛者，尤其便血、里急后重明显者。

说明 出血明显者，加地榆炭、杜仲炭各20g。

技术二

方剂 郭培军白茶汤。

组成 白头翁　地榆　黄柏　儿茶粉（冲）各15g

用法 每剂浓煎100ml，温度37～39℃，以导尿管做插管插至20cm以上，用100ml注射器，每晚保留灌肠1次，14天为1个疗程。

适应证 用于治疗溃疡性结肠炎属湿热者，表现为腹泻、腹痛、便血、里急后重者。

说明 本方用于慢性溃疡性结肠炎，泻下便稀夹有脓血。出血重者加白及、炒地榆各15g。

技术三

方剂 白头翁汤。

组成 白头翁汤（伤寒论）加减煎成200ml　甲硝唑0.6g（研粉加入汤内）

用法 每剂浓煎100ml，温度37～39℃，每晚保留灌肠1次，14天为1个疗程。间隔3～5天再进行下一个疗程。

适应证 用于治疗溃疡性结肠炎属热盛者，表现为腹泻、腹痛、便血、里急后重者。

说明 本方具有清热燥湿、凉血止血之功。对反复发作的慢性结肠炎有良好疗效。

技术四

方剂 马齿苋灌肠汤。

组成 马齿苋　白头翁　黄柏　川芎各50g　丹参　儿茶各30g

用法 水煎成100ml，加入2%普鲁卡因20ml，每晚睡前保留灌肠，15天为1个疗程。

适应证 用于治疗溃疡性结肠炎腹泻、腹痛、便血、里急后重者。

说明 本方具有清热燥湿、泻火解毒、凉血止血之功。如便下黏液脓血量多者可加地榆、秦皮等。

技术五

方剂 柏氏灌肠方。

组成 百部15g　苦参30g　乌梅15g　五倍子15g　枯矾10g　大黄10g

用法 浓煎100ml，用金黄散加藕汁调成糊状，每日2次，每次50ml灌肠。

适应证 用于治疗溃疡性结肠炎，以腹泻、腹痛为主要症状者。

说明 本方具有清热燥湿、泻火解毒之功。若便下黏液脓血量多者可加白头翁、秦皮等。

技术六

方剂 苦柏灌肠方。

组成 苦参15g 黄柏15g 香附10g 蒲公英30g 延胡索10g 大黄15g 乌药6g 地榆15g 菖蒲15g 白及10g

用法 将上药浓煎取汁加入锡类散3支溶解备用。每天早晨先用蒸馏水500ml灌肠，以洗涤肠道。下午将药液加温做结肠保留灌肠。药液在肠内保留时间越长越好。

适应证 用于治疗慢性溃疡性结肠炎便血、便脓、腹痛较甚者。

说明 本方具有清热燥湿、泻火解毒、凉血止血之功。对反复发作的溃疡性结肠炎有特效。

技术七

方剂 三黄灌肠方。

组成 黄连20g 黄柏20g 大黄炭12g 地榆炭15g 槐花炭5g 仙鹤草30g 乌贼骨15g 马齿苋20g 石榴皮10g

用法 上药冷水浸泡30分钟，浓煎30分钟，取药汁约150ml，滤去药渣，做结肠保留灌肠。每天1次，10天为1个疗程。

适应证 用于治疗溃疡性结肠炎腹泻、腹痛、便血、里急后重者。

说明 本方具有清热燥湿、泻火解毒、凉血止血之功。对反复发作的慢性结肠炎和久治不愈者有特效。如便下黏液脓血量多者可加白头翁、秦皮等药物。

技术八

组成 马齿苋25g 党参15g 炮姜6g 土炒白术15g 川军炭2g 苦参15g 炒山药15g 扁豆15g 秦皮15g 白及20g

用法 将上药用冷水浸泡30分钟，浓煎取汁约150ml，加入锡类散2瓶（0.6g），做结肠保留灌肠。

适应证 用于治疗脾虚湿盛，寒热夹杂之慢性溃疡性结肠炎，便下黏液，挟有脓血，腹痛后重，日久不愈。

说明 如久泻，年老多病体虚者可加服“参苓白术散”，每次1袋，每天2次，并减小灌肠药量。

技术九

组成 胡黄连10g 椿根皮15g 白术10g 苦参15g 黄柏12g 白及12g 白茅根15g 煅硼砂15g 五倍子10g

用法 上药加水300ml左右，文火煎30分钟取药汁加入煅硼砂，溶解后，过滤3次。待药液温度适宜时（约37℃），取50～100ml做结肠保留灌肠，每日1次。

适应证 用于治疗湿热蕴结下焦伤阴的慢性溃疡性结肠炎。症见时欲大便，泻下黏滞不畅，腹痛灼热，体倦身热，舌红，苔腻，脉细缓。

说明 本方用于治疗湿热蕴结下焦的腹泻、腹痛效果良好。

技术十

方剂 肠乐1号。

组成 白头翁 白花蛇舌草 救必应各30g 川黄连 赤芍 白芍各15g

用法 每剂浓煎100～200ml，温度37～39℃，每晚保留灌肠1次。

适应证 用于治疗溃疡性结肠炎，肠镜检查结肠有糜烂或出血点者。

说明 腹泻重，灌肠后难保留者于药液中加藕粉15g，调成糊状再行灌肠。

技术十一

方剂 半夏泻心汤灌肠方。

组成 干姜6g 黄连6g 半夏6g 枳实10g 黄芩10g 白芍18g 川椒10g 乌梅6g 人参6g

用法 上药加水浸泡30分钟，先将人参煎煮20分钟后加入其余药，浓煎取汁约150ml，过滤取汁，做结肠保留灌肠。

适应证 用于治疗溃疡性结肠炎，肠镜检查有溃疡或结肠有出血点者。

说明 本方用于慢性溃疡性结肠炎，泻下便稀夹有脓血，或久痢便血者。出血重者加白及12g、炒地榆15g。

技术十二

方剂 自拟白头翁灌肠方。

组成 白头翁15g 白花蛇舌草30g 地丁15g 地榆15g 苦参15g 马齿苋30g 五倍子15g 白及10g 赤芍20g 白榴皮15g

用法 上药加清水500ml，先将药物浸泡半小时，浓煎取汁100～120ml，再煎加水400ml，浓煎至100ml，将两汁混匀，过滤去渣做保留灌肠。

适应证 用于治疗溃疡性结肠炎，肠镜检查有溃疡或结肠有出血、糜烂者。

说明 每天灌肠 2 次，持续 7 天后改为每天 1 次，30 天为 1 个疗程，用直肠滴入法灌入，每分钟 40~45 滴，药温以 37~39℃为宜。

技术十三

方剂 崔氏自拟保留灌肠方。

组成 赤石 60g 禹余粮 30g 白及 30g 金银花 30g 白头翁 30g 白花蛇舌草 30g 蒲公英 30g 黄柏 30g 牛膝 30g 鱼腥草 30g 血竭 20g 紫草 20g 芡实 20g

用法 每剂浓煎 100ml，温度 37~39℃，以导尿管做插管插至 20cm 以上，用 100ml 注射器，每晚保留灌肠 1 次，14 天为 1 个疗程。

适应证 用于治疗溃疡性结肠炎，以腹泻、脓血便为主要症状者。

说明 每天灌肠 1 次，30 天为 1 疗程，用直肠滴入法灌入，每分钟 40~45 滴，药温以 37~39℃为宜。

2 肠易激综合征

2.1 概述

2.1.1 概念

肠易激综合征是一种肠道功能紊乱性疾病。临床表现为腹痛或腹部不适伴有排便习惯改变和大便性状异常，持续存在或间歇发作，大部分患者伴有不同程度的精神神经症状。其特点是肠道黏膜并无器质性病变，但对刺激的生理反应异常，以至肠道平滑肌的功能反常。根据临床特点可分为腹泻型、便秘型、腹泻便秘交替型。本病发病率较高，多见于青壮年人，我国女性多于男性。50 岁以后首次发病者少见。本病可归属于中医“腹痛”、“便秘”、“泄泻”等病证范畴。对本病中医辨证治疗效果较好，尤其采用灌肠疗法，清利肠道内环境，疗效更佳。

2.1.2 病因病机

(1) 中医病因病机

本病的病因，有情志失调、外感时邪、饮食不节、阳气素虚等，导致腹中脏腑气机郁滞，络脉痹阻，不通则痛，或脏腑经脉失养，不荣则痛而发生腹痛。

1）外感时邪：外感风寒湿热之邪，均可使邪滞腹中，气机阻滞，不通则痛，引起腹痛。伤于风寒则寒凝气滞，经脉受阻，出现腹痛；或寒邪不解，郁而化热；或湿热壅滞于中，以致肠道传导阻滞，腑气不通而见腹痛。

2）饮食不节：暴饮暴食，食滞内停；或过食肥甘厚腻辛辣之品，酿生湿热，蓄结肠胃；或过食生冷，脾阳受损，皆可伤及脾胃，影响脾胃之健运，气机失于调畅，腑气通降不利，发生腹痛。

3）情志失调：情志怫郁，恼怒伤肝，木失条达，气机阻滞而痛作；气滞日久，血行不畅，瘀血内生，气血瘀滞，不通则痛，也可发生腹痛。

4）阳气素虚：素体脾阳亏虚，虚寒中生，渐致脾阳虚损，气血不足，不能温养脏腑，遂致腹痛，甚至病久肾阳不足，相火失于温煦，脏腑虚寒，经脉失养，导致腹痛。

腹痛的病理因素主要有寒凝、火郁、食积、气滞、血瘀五个方面。病理性质不外寒、热、虚、实四个方面，且可互相转化。故本病的病机为脏腑气机阻滞，气血运行不畅，经脉痹阻，“不通则痛”，或脏腑经脉失养，不荣则痛。

(2) 西医病因病理

本病病因和发病机制尚不十分清楚，临床研究与多种因素有关。

1）胃肠动力学：肠易激综合征患者以便秘、腹痛为主者 3 次/分的慢波频率明显增加。

2）内脏感觉异常：直肠气囊充气试验表明，肠易激综合征患者充气疼痛阈值明显低于对照组。

3）精神因素：心理应激对胃肠运动有明显影响，一种认为肠易激综合征使机体对各种应激的超常反应，另一种认为精神因素并非直接病因，但可诱发和加重症状。

4）感染：研究提示，部分患者症状发生于肠道感染治愈之后，其发病与感染的严重性及应用抗生素时间均有一定相关性。

5）其他：约 1/3 患者对某些食物不耐受而诱发症状加重。

2.1.3 临床表现

(1) 症状

1）腹痛：为本病最常见的症状，疼痛部位不定，以下腹部和左下腹部多见，也可见于脐周。性质多样，程度各异，不因排便或矢气而缓解。

2）排便异常：可见腹泻、便秘或腹泻与便秘交替。腹泻时大便不成形，可有黏液但无脓血，通常便前有腹痛，部分排便后腹痛缓解。以便秘为主时，大便干硬，或羊粪状，可伴有白色黏液，数天排便一次。

3）其他症状：常伴有腹胀、嗳气、胃灼热、恶心等；相当一部分患者有失眠、焦虑、头痛、抑郁等症状。较少出现并发症，但对严重的腹泻，可引起水电解质、酸碱平衡失调；持续性便秘者可并发肠梗阻。

(2) 体征

多无阳性体征，结肠痉挛者可在相应部位扪及条索状的结肠，可有压痛。腹泻者可见肠鸣音亢进。

2.1.4 临床诊断

(1) 诊断依据

病程半年以上且近 3 个月来持续出现腹部不适或腹痛，并伴有下列特点中至少 2 项：①症状在排便后改善；②症状发生同时伴随排便次数改变；③症状发生伴随粪便性质改变。以下症状不是诊断必备，但属常见症状，这些症状越多越支持肠易激综合征（IBS）的诊断：①排便频率异常（每天排便>3 次或每周<3 次）；②粪便性质异常（块状、硬便或稀水样便）；③粪便排出过程异常；④黏液便；⑤胃肠胀气或腹部膨胀感；⑥缺乏可解释症状的形态学改变和生化异常。

（2）相关检查

1）大便检查：可见大量黏液但无红细胞与脓细胞，无特殊病原体。

2）结肠镜检查：检查时易出现肠管痉挛、腹痛，肠腔内可见较多黏液，但无其他病变。黏膜活检正常。

3）X 线检查：钡灌肠可见正常或肠痉挛，或示结肠充盈迅速，或肠袋形增多、加深。

2.2 灌肠技术在肠易激综合征中的应用

技术一

方剂 燥湿祛风汤。

组成 麻黄 10g 秦皮 15g 苍术 15g 苦参 30g 土茯苓 30g 独活 15g 防风 10g 薄荷 10g 香附 15g 白芍 30g

用法 水煎两次，取滤液 200~250ml，温度 37~39℃，肛内滴入，每晚保留灌肠 1 次，14 天为 1 个疗程。

适应证 肠道易激综合征，症见腹痛、腹部不适、腹泻，泻下黏滞不畅，或肠鸣矢气，或痞满，常随情志改变而发作或加重，舌红，苔白，脉弦。

说明 本方用于肠易激综合征，泻下便稀，或泻下黏滞不畅效好。腹痛重者加延胡索 12g。

技术二

方剂 益气祛湿汤。

组成 黄芪 15g 升麻 5g 苍术 6g 蔻仁 4g 炒白术 10g 白芍 12g 陈皮 6g 防风 9g

用法 水煎 2 次，取滤液 200~250ml，温度 37~39℃，肛内滴入，每晚保留灌肠 1 次，12 天为 1 个疗程。

适应证 肠易激综合征，症见腹痛、腹泻，泻下黏滞不畅，或肠鸣矢气，或痞满嗳气，常随情志改变而发作或加重，舌红，苔白，脉弦细弱。

说明 本方用于肠道易激综合征，伴有气虚者效果良好。

技术三

方剂　加减柴胡疏肝饮。

组成　柴胡 5g　枳实 6g　白芍 24g　青皮 6g　香附 10g　川楝子 10g　延胡索 10g　甘草 6g　火麻仁 10g

用法　水煎 2 次，取滤液 200~250ml，温度 37~39℃，肛内滴入，每晚保留灌肠 1 次，14 天为 1 个疗程。

适应证　肠道易激综合征（气滞型），症见脘腹胀闷，疼痛走窜，疼痛以左下腹部为主，忧虑恼怒时发作，排便、矢气后减轻，舌红，苔薄，脉弦细。

说明　本方用于肠易激综合征、情绪抑郁者效果良好。

技术四

方剂　四君子加味汤。

组成　党参 20g　白术 20g　薏苡仁 30g　茯苓 20g　泽泻 12g　干葛 10g

用法　水煎两次，取滤液 200~250ml，温度 37~39℃，肛内滴入，每晚保留灌肠 1 次，15 天为 1 个疗程。

适应证　肠道易激综合征，证属脾胃虚弱，症见面色萎黄，食少神疲，腹胀不舒，大便稀溏，或挟有不消化的食物。

说明　本方用于肠易激综合征，伴有脾胃气虚者效果良好。

技术五

方剂　苦参苍朴汤。

组成　苦参 30g　苍术 15g　厚朴 12g

用法　上药水煎 30 分钟，取汁约 150ml，冲入元明粉，保留灌肠。

适应证　肠道易激综合征（湿热型），症见腹胀、腹泻，大便黏滞不畅，或秘或溏，头蒙身重，精神抑郁，舌红，苔腻，脉濡缓。

说明　本方用于肠易激综合征，湿热明显者效果良好。

3 细菌性痢疾

3.1 概述

3.1.1 概念

细菌性痢疾简称菌痢，是痢疾杆菌引起的急性肠道传染病。其主要病变是结肠的化脓性炎症，表现为腹痛、腹泻、里急后重、脓血便、发热等。中毒型菌痢起病急骤、突然高热、反复惊厥、嗜睡、昏迷、迅速发生循环衰竭和呼吸衰竭，而消化道症状极不明显，病情凶险。菌痢常年都可发生，夏秋季节多见。尤其是儿童最为常见。临床可分为急性菌痢和慢性菌痢。本病属中医学“痢疾”范畴。多因外感时邪疫毒、内伤不洁饮食所致，主要病机为气血邪毒凝滞于肠道脂膜，化为脓血。中药灌肠治疗痢疾，尤以早期为好，药液灌入肠道不仅能直接杀灭病菌，而且可以改善肠道内环境，保护和修复已损伤的肠道黏膜。

3.1.2 病因病机

（1）中医病因病机

痢疾的病因有外感时邪和饮食不节（洁）两方面，病机主要为邪蕴肠腑，气血壅滞，传导失司，脂络受伤而成痢。

1）外感时邪：本病多由感受时令之邪而发病。若感受湿热之邪，湿热郁蒸，肠胃气机阻滞，导致湿热痢的发生；或感受疫毒之邪，疫毒弥漫，气血阻滞，或暑湿、疫毒相搏结，化为脓血而成湿热痢或疫毒痢；或寒湿伤中，肠胃不和，气血阻滞，发为寒湿痢。

2）饮食不节（洁）：误食不洁之物，或饮食不节，平素嗜食肥甘厚味，酿生湿热，或平素好食生冷瓜果，损伤脾胃，脾虚不运，水湿内停，寒湿内生。寒湿或湿热、食积之邪内蕴，肠中气机阻滞，气滞血瘀，与肠中腐浊相搏结，化为脓血，而成痢疾。

本病病位在肠，与脾胃密切相关，日久及肾。病理因素以湿热疫毒为主，病理性质有寒热虚实之分。

本病初期多为实证，外感湿热或饮食不节，湿热内蕴，气血与之搏结，肠道传导失司，脂络受伤，则成湿热痢；疫毒内侵，毒盛于里，熏灼肠道，耗伤气血，下痢鲜紫脓血，壮热口渴，发为疫毒痢；外感寒凉或恣食生冷，中阳受阻，脾虚不运，寒湿内蕴，邪留肠中，气滞血瘀，与肠中腐浊之气搏结，化为脓血，而成寒湿痢。下痢日久，可由实转虚或虚实挟杂，寒热并见，发展为久痢。疫毒之邪热盛伤津，或湿热内郁，伤及阴血，亦有素体阴虚又感邪者，可形成阴虚痢；若脾胃素虚之人，感受寒湿之气，或湿热痢过服寒凉药物致脾虚中寒，热痢过服寒凉药物，损伤中阳，易患寒湿痢；如湿热、疫毒之气上攻于胃，或久痢伤正，胃虚气逆，则胃不纳食，成为噤口痢；如痢疾失治迁延，正虚邪敛，或治疗不当，收涩太早，关门留寇，可发展为久痢或时愈时发的休息痢。

（2）西医病因病理

细菌性痢疾是感染了痢疾杆菌而发病，痢疾杆菌属肠杆菌科志贺菌属，痢疾杆菌为革兰阴性细菌，可分为 A、B、C、D 4 个群和 47 个血清型。各型痢疾杆菌均可产生内毒素导致全身毒血症状。

痢疾杆菌侵入肠黏膜上皮细胞后，先是在上皮细胞内繁殖，然后通过基膜侵入黏膜固有层，并在该处进一步繁殖，在其产生的毒素作用下，迅速引起炎症反应，其强度与固有层中的细菌数量成正比，导致肠上皮细胞坏死，形成溃疡。菌体内毒素吸收入血，引起全身毒血症。

中毒性菌痢的发病机制可能是特异性体质对细菌内毒素的超敏反应，产生儿茶酚胺的多种血管活性物质引起急性微循环障碍、感染性休克、DIC，导致重要脏器功能衰竭，以脑组织受累较重。

病理特点：结肠化脓性溃疡性炎症：①乙状结肠、直肠病变为主；②弥漫性浅表溃疡；③无正常肠道黏膜；④病变限于固有层，很少引起肠穿孔和大量出血；⑤中毒型结肠局部病变轻，全身病变重。

3.1.3 临床表现

（1）急性菌痢

1）症状：轻型一般只有轻度腹痛、腹泻，大便每天 2～4 次，呈水样或糊状，无脓血，有时混合黏液，解便后腹痛缓解，多数不发热或只有低热。由于症状不典型，常被误诊为一般的肠炎。

普通型具有较典型痢疾症状，有发热，体温可高达 39℃左右，少数可达 40℃以上。开始可无腹痛、腹泻，只有恶心、呕吐、头痛等症状。因此，开始时常被误诊为重感冒，数小时之后开始出现阵发性腹痛、腹泻。开始为稀便，继而出现脓血便，有明显的下坠感。

重型痢疾起病急，有高热，每日大便次数可达 20～30 次，大便呈脓血样，量少，腹痛剧烈，下坠较重，四肢发凉，很快出现脱水现象，有的可发生意识障碍。

中毒型痢疾多见于2～7岁的儿童，常突然发病，开始时只有高热，体温可达40℃，精神委靡，面色青灰，口唇指甲青紫，皮肤常出现花纹，呼吸浅而弱，可反复出现惊厥。多数患儿没有腹痛、腹泻和呕吐，少数患儿只有轻度腹痛、腹泻，大便无脓血。除此，若出现休克症状的称为休克型，表现为脉搏细弱，血压下降，少尿或无尿，有呼吸困难、咯血现象，可因发生心力衰竭而死亡。若出现脑部症状者称为脑型，脑型的主要表现是烦躁、嗜睡、血压正常或增高，有剧烈头痛，频繁呕吐，呼吸增快，有时出现呼吸暂停、叹息样呼吸或双吸气，很快进入昏迷状态，瞳孔大小不等或忽大忽小，常因呼吸衰竭而死亡。

2）体征：急性菌痢重者全腹可有压痛、尤以左下腹部压痛明显。

（2）慢性菌痢

1）症状：慢性隐伏型：患者有菌痢史，但无临床症状，大便病原菌培养阳性，做乙状结肠镜检查可见菌痢的表现。

慢性迁延型：患者有急性菌痢史，长期迁延不愈，腹胀或长期腹泻，黏液脓血便，长期间歇排菌，为重要的传染源。

慢性型急性发作：患者有急性菌痢史，急性期后症状已不明显，受凉、饮食不当等诱因致使症状再现，但较急性期轻。

2）体征：慢性菌痢左下腹可触及条索状的乙状结肠，重型和中毒型出现血压下降。

3.1.4 临床诊断

（1）病史

流行病学资料，有不洁饮食史、接触史、当地本病流行情况以及流行区旅游史等。既往有无类似症状发作史，药物使用情况等。

（2）查体要点

1）腹部体征：急性期患者有左下腹压痛，肠鸣音亢进。慢性菌痢左下腹可触及条索状的乙状结肠。

2）生命体征：中毒型患者可有高热；血压明显降低，烦躁不安、嗜睡、惊厥、昏迷；呼吸节律不齐、深浅不均等呼吸衰竭的表现。

3）其他：慢性期患者可有营养不良、贫血等表现。

（3）实验室检查

1）血常规：急性病例白细胞总数及中性粒细胞有中等度升高，慢性患者可有轻度贫血。

2）粪便检查：典型痢疾粪便中无粪质，量少，呈鲜红黏冻状，无臭味。镜检可见大量脓细胞及红细胞，并有巨噬细胞，便培养可检出致病菌。

3）其他检查：荧光抗体染色技术为快速检查方法之一，较细胞培养灵敏。国内采用免疫荧光菌球法，方法简便，灵敏性及特异性均高。

4）乙状结肠镜检查：可见急性期肠黏膜弥漫性充血、水肿、大量渗出、有浅表溃疡，有时有假膜形成。慢性期的肠黏膜呈颗粒状，可见溃疡或息肉形成。

5）X线钡剂检查：在慢性期患者，可见肠道痉挛、动力改变、袋形消失、肠腔狭窄、肠黏膜增厚，或呈节段状。

3.2 灌肠技术在细菌性痢疾中的应用

技术一

方剂 白头翁苦参银黄汤。

组成 白头翁 60g 苦参 30g 银花 30g 黄柏 30g 滑石 60g

用法 加水浓煎成 200ml，先给患者做清洁灌肠，每天 1 次，连续 3 天。

适应证 适用于湿热痢、疫毒痢。

说明 痢疾早期用本方大剂量灌肠，疗效更好。

技术二

方剂 淫羊藿附子肉蔻汤。

组成 淫羊藿 15g 附子 10g 乌药 10g 刺猬皮 10g 降香 10g 煨肉蔻 15g 五倍子 10g 石榴皮各 10g

用法 加水浓煎 200ml，先给患者做清洁灌肠，每天 1 次，连续 3 天。

适应证 适用于虚寒痢、休息痢。

说明 治疗休息痢可用药 7~10 天。

技术三

方剂 芪防枳壳汤。

组成 黄芪 60g 防风 30g 枳壳 50g

用法 清水煎汤 200ml，将药汁倒入盆内，先熏后洗肛门，每天 1 次，连续 3~5 天。

适应证 适用于虚寒痢。

说明 腹部发凉加煨肉蔻 15g。

技术四

方剂 芍药汤合清肺饮加减。

组成 芍药 15g 黄芩 15g 黄连 10g 大黄 15g 槟榔 10g 当归 15g 木香 6g 枳壳 20g 车前草 10g 苍术 6g 葛根 20g 藿香 10g

用法 上药以冷水 1000ml，浸泡半小时，煎煮 30 分钟，取药汁 300ml，待药温在 35~40℃时，滴注入结肠内，垫高臀部，静卧。

适应证 用于湿热痢疾，痢下赤白脓血，腹痛，肛门灼热，小便黄赤，舌苔黄腻。

说明 痢疾早期用本方灌肠，疗效更好。

技术五

方剂 白头翁汤加减。

组成 白头翁 15g 黄连 10g 黄柏 10g 银花 20g 秦皮 10g 赤芍 20g 丹皮 10g 川军 10g 生地榆 30g 马齿苋 30g

用法 上药以冷水 1500ml，浸泡半小时左右，煎煮 20~30 分钟，取药 300~500ml，待药温在 35~40℃时，封闭点滴保留灌肠。

适应证 用于腹痛剧烈，下痢鲜紫脓血或赤多白少，肛门灼热，舌苔黄腻，脉濡数。

说明 用本方大剂量灌肠，用于治疗疫毒痢效果较好。

技术六

方剂 噤口痢灌肠汤。

组成 黄连 10g 菖蒲 12g 丹参 20g 茯苓 15g 陈皮 12g 冬瓜子 15g 陈仓米 1 撮 荷叶 10g（鲜者 1 张） 半夏 10g 厚朴 12g 石斛 12g

用法 上药以水 800ml，煮取 300ml，待药温在 35~40℃时，滴注入结肠内保留灌肠。

适应证 用于下痢不能进食或呕吐不能进食者。

说明 本方灌肠可用于噤口痢的治疗，疗效好。

4 慢性腹泻

4.1 概述

4.1.1 概念

腹泻是由多种原因导致的一个临床症状，主要表现为大便次数增多，粪便不成形，稀烂、溏薄，甚则为稀水状，或含未消化食物、黏液、脓血或多量脂肪。如病程超过2个月，或间歇期在2~4周内的复发性腹泻，可称慢性腹泻。属中医“泄泻”、“鹜溏”、“飧泄”、“肠风”、“下注”等范畴。

4.1.2 病因病机

(1) 中医病因病机

本病病因主要有感受外邪、饮食所伤、情志失调、病后体虚、禀赋不足等，主要的病机是脾虚湿盛，脾胃运化功能失调，肠道分清泌浊及传导功能失司。

1) 感受外邪：六淫之邪，皆可使人发生泄泻，其中以湿邪最为多见。脾脏喜燥而恶湿，外感湿邪，困阻脾土，气机升降失职，清浊不分，水谷混杂而下而成泄泻。寒邪和暑热之邪，亦可和湿邪夹杂，损伤脾胃，使脾胃升降失司，运化失常，清浊不分，引起泄泻。

2) 饮食所伤：暴饮暴食，宿食内停，或恣食肥甘辛辣，致湿热内停，或多食生冷，化生寒湿，或误食不洁之物，导致寒湿、湿热、食滞之邪损伤脾胃，使脾运失职，升降失调，清浊不分而致泄泻。

3) 情志失调：忧郁恼怒，精神紧张，易致肝气郁结，横逆犯脾，或忧思伤脾，土虚木乘，脾失健运，气机升降失常而成泄泻。

4) 病后体虚：劳倦内伤，或病后失治，均可导致脾胃虚弱，运化无权，水谷不化，清浊不分，导致泄泻的发生。久病之后，损及肾阳，命门火衰，脾失温煦，运化失职，水谷不化，湿滞内生，遂成泄泻。

5) 禀赋不足：由于先天不足，禀赋虚弱；或素体脾胃虚弱，不能受纳水谷和运化精微，水谷停滞，清浊不分，混杂而下，易致泄泻。

泄泻的基本病机是脾病与湿盛。病位在肠，关键在脾，并可涉及肝和肾。大小肠司泌浊、传导，脾主运化，喜燥恶湿，肝主疏泄，调节脾运，肾主命门之火，能暖脾助运，腐熟水谷。由于感受外邪、饮食所伤、七情不和及脏腑虚弱等原因，导致脾运失职，小肠无以分清泌浊，大肠无以传化，水反为湿，谷反为滞，合污而下，则发生泄泻。病理因素主要是湿，外因与湿邪关系最大。内因与脾虚关系最为密切，脾虚失运，水谷不化精微，湿浊内生，混杂而下，发生泄泻。脾虚失运，可导致湿盛，而湿盛又可以影响脾之运化，故脾虚与湿盛互相影响，互为因果。

(2) 西医病因病理

病因方面，一些疾病如胃癌、慢性萎缩性胃炎、胃切除术后、肠易激综合征等胃肠道疾病均可诱发慢性腹泻；某些肝、胆道、胰腺疾病如慢性肝炎、长期阻塞性黄疸、肝硬化、慢性胰腺炎等可诱发腹泻；另外某些全身性疾病如甲状腺功能亢进、糖尿病、尿毒症、系统性红斑狼疮、结节性多动脉炎、混合性风湿免疫疾病、动脉粥样硬化等可引起腹泻。

从病理生理角度分析，腹泻的发病机制主要有四种类型。

1）渗出性腹泻：是由于肠腔内存在大量高渗食物或药物，体内水分大量进入高渗状态的肠腔而致。渗出性腹泻有两大特点，一是禁食 48 小时后腹泻停止或减轻；二是粪便渗透压差扩大。

2）分泌性腹泻：是由于肠黏膜受到刺激而致水、电解质分泌过多或吸收受抑所引起的腹泻。

3）渗透压性腹泻：是由于肠黏膜的完整性受到炎症、溃疡等的破坏而大量渗出所致。渗透压性腹泻患者的大便含有渗出液和血，若伴结肠病变多有肉眼脓血便。

4）胃肠动力失常：部分药物、疾病和胃肠道手术可改变肠道正常的运动功能，使肠内容物过快地通过小肠，与黏膜接触时间短，从而发生腹泻。

4.1.3 临床表现

(1) 症状

1）渗出性腹泻：是一种以脓血便为特点的腹泻。①菌痢：大便每天十至数十次，粪量少，多脓血块，无粪质，全身症状较多且重，多急性发作，部分转慢性。②阿米巴痢疾：大便每天十至十多次，粪便杂有暗红血及少量脓，全身症状较少及轻，多慢性，部分急性发作。③非特异性溃疡性结肠炎：大便每天数次至十多次，粪有脓血和粪质，全身症状轻重不一，病程慢性反复发作。

几种伴腹泻的病变：①肠结核：多见于青壮年，除结核的原发病灶和全身症状外，常引起慢性腹泻。常于餐后出现，有时与便秘交替。②局限性肠炎：可有急性阑尾炎样症状，常有瘘管形成或肠梗阻表现，病呈慢性，可有缓解或相对缓解。腹泻常伴脐周或右下腹痛，一般每天排便3~6次，粪质软或伴液状，很少伴脓血，少见里急后重。③肿瘤：以结肠癌多见，右侧结肠癌排便习惯的改变是常见症状，且可能为首次出现的临床表现。粪无明显血和脓，但慢性出血致贫血可为显著症状。盲肠癌易触及包块。左侧结肠癌以梗阻和便秘多见。直肠癌有时以腹泻为主要症状，多见血便及里急后重。

2）分泌性腹泻：①感染性疾病：包括霍乱、大肠埃希菌毒素性腹泻、食物中毒腹泻，故呈急性发作过程，部分有自限性，经治疗可痊愈，不属慢性腹泻范围。②非感染性疾病：胰源性溃疡特点为有严重腹泻或脂肪泻，有非典型位置的溃疡，且溃疡经手术治疗后很快出现复发，有极度的胃酸分泌增高。类癌腹痛、腹泻间歇发作，呈慢性病程，当肿瘤癌变已有肝等器官转移时，可出现类癌综合征，即发作时皮肤充血发红、特殊性发绀、发作性哮喘、右心内膜炎和右心衰竭等表现。

3）渗透压性腹泻：腹腔内容物的渗透压增高，粪便可含有未全消化或未完全分解的食物成分或其他在肠内发酵和腐化的产物，禁食后可使腹泻停止。

4）吸收紊乱性腹泻：进食某种特定的食物后就会出现腹泻的症状，停止食用该种或该类食物后可自行缓解，以稀烂便或水样便为主，较少有脓血。

5）肠运动功能紊乱性腹泻：结肠激惹综合征每天的排便次数以餐后（特别是早餐后）为多，粪便可有黏液，但无脓血，有时伴腹痛，反复发作，与生活环境或精神情志有关，青年女性较多。

(2) 体征

腹胀叩之有鼓音，提示肠易激综合征伴吞气、肠道气囊肿、部分肠梗阻；如腹胀叩之无鼓音，可及移动性浊音，除外腹水，提示成人乳糜泻小肠扩张充盈液体。可能扪及肿块，提示炎症或肿瘤。肛门指诊检查，可发现有压痛，带出黏液或脓血，为直结肠炎性病变；发现坚硬之肿块而手套带血，应怀疑直肠癌。

4.1.4 临床诊断

慢性腹泻的原发疾病或病因诊断须从病史、症状、体征、实验室检查中获得依据。可以从起病及病程、腹泻次数及粪便性质、腹泻与腹痛的关系、伴随症状和体征、缓解与加重的因素等方面进行诊断。配合进一步的辅助检查做出诊断。

1）粪便检查：可发现白细胞、病理组织和细胞、寄生虫、未消化食物等。粪便培养若找出病原，对感染性腹泻至为重要，若粪便中有坏死组织，应进一步行病理检查。

2）针对患者具体情况做其他必要检查：血常规中白细胞增高提示炎症存在，如血红蛋白、红细胞沉降率、电解质、尿素氮等检查对炎症性疾病、结缔组织病及结核、肿瘤等疾病有参考价值。胃泌酸检查发现过低或过高提示消化不良性或胃酸过高性腹泻（如胃泌素瘤）。

3）B 超：在触到腹部肿块时，应做常规检查。

4）结肠镜：可通过内镜直视观察结肠黏膜和病灶，采取渗出物、脱落细胞和活体组织协助诊断。对于结肠的慢性炎症或溃疡、结肠癌瘤或考虑结肠激惹征而要排除器质性病变时常需要做结肠内镜检查。

5）胃肠道 X 线钡餐造影：胃肠道气钡双重对比造影，有时可发现微小病灶，但在怀疑有肠梗阻者不应做口服钡餐造影检查。

6）CT：对腹部器质性病变，如胰腺癌、小肠淋巴瘤等有助明确诊断。

7）消化吸收试验：考虑吸收不良综合征时可应用。

4.2 灌肠技术在慢性腹泻中的应用

技术一

方剂 葛根芩连汤。

组成 葛根 5g 黄连 5g 黄芩 10g 木香 10g 马齿苋 30g

用法 上药水煎 2 次，取药汁混合浓煎，每 100ml 加入 3%~5% 苯甲酸钠 1ml 备用。取药液适量保留灌肠，每天 2 次，至愈为度。

适应证 适用于湿热型泄泻。

说明 灌肠时宜缓慢滴入，药液灌入肠道后，可采用腹部逆时针轻轻揉按，以利药物在横结肠内充分吸收。

技术二

方剂 疏肝解郁汤。

组成 青皮 12g 陈皮 12g 白芍 12g 防风 10g 柴胡 10g 茯苓 20g 炒薏苡仁 15g 白术 15g

用法 上药加水煎煮 20 ~ 40 分钟，取药液 250ml，待药液温度在 35 ~ 40℃ 时，做结肠保留灌肠，每天 2 次，至愈为度。

适应证 适用于肝郁型泄泻。

说明 灌肠时宜缓慢滴入，药液灌入肠道后，以利药物在横结肠内充分吸收。

技术三

方剂 参苓白术散灌肠汤。

组成 党参15g 白术10g 茯苓12g 山药15g 白扁豆12g 莲子肉15g 白芍12g 陈皮12g 生薏苡仁24g 砂仁10g 石榴皮10g 乌梅炭6g 甘草3g

用法 上药加水煎煮20～40分钟，取药液250ml，待药液温度在35～40℃时，做结肠保留灌肠，然后静卧40分钟以上。

适应证 用于脾胃虚弱，大便时溏时泻，或泻下水谷不化，或食后泄泻。

说明 本方灌肠时，宜缓慢滴入，药液灌入肠道后，可采用腹部逆时针轻轻揉按，以利药物在横结肠内充分吸收。

技术四

方剂 藿香正气灌肠汤。

组成 藿香9g 紫苏9g 白芷9g 大腹皮12g 茯苓12g 白术9g 陈皮9g 半夏曲12g 厚朴12g 草蔻6g 猪苓10g

用法 上药加水浸泡40分钟，文火煎煮15～20分钟，在药液35～40℃时，取药液100ml做保留灌肠。

适应证 用于外感寒湿的肠鸣、泄泻、泻下如水。

说明 若水泻严重时，可煎胃苓汤化开藿香正气丸，但在灌肠时应注意，一是药液不宜多，二是应在腹泻间歇期间灌肠。

技术五

方剂 粉葛银黄汤。

组成 粉葛根10g 川黄连5g 炒黄芩6g 滑石12g 广木香5g 银花炭12g 薏苡仁12g 藿香10g

用法 上药以水800ml先浸泡30分钟，再煎煮20分钟，取药液至药温在35～40℃时，取药液100ml做保留灌肠。

适应证 用于挟热泄泻之证，泻下急迫，清稀秽臭，肛门灼热等。

说明 本方为解表清里之剂，用于表邪入里、挟热下痢之证。对于急性肠炎、细菌性痢疾亦可用本方加减直接灌肠，效果甚佳。

5 慢性便秘

5.1 概述

5.1.1 概念

慢性便秘主要是指粪便干结、排便困难或不尽感以及排便次数减少等，症状至少持续3个月以上。与慢性便秘有关病症包括功能性便秘、盆底排便障碍及便秘型肠易激综合征。和胃肠动力障碍相关的便秘还有巨结肠病、先天性巨结肠、肛门括约肌失弛缓症等。临床特点为大便排出困难或排便间隔时间延长，粪质干燥坚硬。本病属中医“大便难”、“后不利”、“脾约”“阳结”、“阴结”、“肠结”、“风秘”、“热秘”、“风燥”、“热燥”、“虚秘”等，现统称“便秘”。

5.1.2 病因病机

(1) 中医病因病机

引起便秘发生的原因主要有饮食不节，情志失调，年老体虚，感受外邪等，病机主要是热结、气滞、寒凝、气血阴阳失调引起肠道功能失司。

1）饮食不节：饮酒过多或过食辛辣肥甘厚味，导致肠胃积热，大便干结，或恣食生冷，致阴寒凝滞，胃肠传导失司，遂致便秘。

2）情志失调：忧愁思虑过度，或久坐少动，致气机郁滞，不能宣达，通降失常，传导失职，糟粕内停，不得下行，而成便秘。

3）年老体虚：素体虚弱，或病后、产后及年老体虚之人，气血两亏，气虚则大肠传送无力，血虚则津枯肠道失润，阴亏则肠道失荣，导致大便干结，便下困难，阳虚则肠道失于温煦，阴寒内结，导致便下无力，大便艰涩。

4）感受外邪：外感寒邪可导致阴寒内盛，凝滞胃肠，失于传导，糟粕不行而成冷秘。若热病之后，肠胃燥热，耗伤津液，大肠失润，亦可致大便干燥，排出困难。

便秘的基本病变属大肠传导失常，与肺、脾、胃、肝、肾等脏腑的功能失调有关。如胃热过盛，津伤液耗，则肠失濡润；脾肺气虚，则大肠传送无力；肝气郁结，气机壅滞，或气郁化火伤津，则腑失通利；肾阴不足，则肠道失润；肾阳不足，则阴寒凝滞，津液不通，皆可影响大肠的传导，遂致本病。

便秘的病性分为寒、热、虚、实四个方面。燥热内结于肠胃者，属热秘；气机郁滞者，属实秘；气血阴阳亏虚者，为虚秘；阴寒积滞者，为冷秘或寒秘。四者之中，又以虚实为纲，热秘、气秘、冷秘属实，阴阳气血不足的便秘属虚。

(2) 西医病因病理

1）病因：功能性便秘的主要病因有进食量少或食物缺乏纤维素或水分不足，对结肠刺激减少；正常的排便习惯被打乱；结肠运动功能紊乱；常见于肠易激综合征；腹肌及盆腔肌张力不足，排便动力不足，难将粪便排出体外；滥用药物等。

器质性便秘的主要病因有直肠与肛门病变引起肛门括约肌痉挛、排便疼痛造成恐惧害怕排便；局部病变导致排便无力，如大量腹水、膈肌麻痹、营养不良等；结肠完全或不完全性梗阻，如结肠良、恶性肿瘤等；先天性巨结肠症；腹腔或盆腔内肿瘤的压迫（如子宫肌瘤）；全身性疾病使肠肌松弛、排便无力。

2）发病机制：食物残渣从形成粪团到产生便意和排便动作的各个环节，均可因神经系统异常、肠平滑肌病变及肛门括约肌功能异常或病变而发生便秘。便秘发生机制，常见的因素有：①摄入食物过少特别是纤维素和水分摄入不足，致肠内的食糜和粪团的量不足以刺激肠道的正常蠕动；②各种原因引起的肠道内肌肉张力减少和蠕动减低；③肠蠕动受阻碍致肠内容物滞留不能下排，如肠梗阻；④排便过程的神经及肌肉活动障碍，如排便反射减弱或消失、肛门括约肌痉挛、腹肌及膈肌收缩力减弱等。

5.1.3 临床表现

(1) 症状

1）粪便性状：粪便干结，排便困难。常 2~3 天以上排便一次；或虽大便间歇时间如常，但排便艰涩；亦有少数患者，屡有便意，大便亦不干燥，但排出不尽。

2）其他表现：头昏头胀、纳差、腹胀，甚至见腹痛、肠鸣、嗳气、反胃、恶心、矢气频繁等伴随症状。

(2) 体征

多数患者体征不明显。常可在降结肠和乙状结肠部位触及粪块及痉挛的肠段。肛门指诊时可触及坚实粪块。

(3) 常见并发症

1）肛周疾病：长期便秘者可诱发肛裂、痔疮，致肛门疼痛及便血。

2）轻度毒血症：长期便秘，大便积存日久，毒素不得及时排出，通过肠壁随水分再吸收，造成轻度毒血症症状。

3）结肠憩室、结肠炎症性息肉。

4）结肠黑色病变。因长期服用泻药而引起。

5.1.4 临床诊断

根据临床表现，表现为粪便干结，排便困难；或排便周期延长，虽大便间歇时间如常，但排便艰涩；或屡有便意，大便亦不干燥，但排出不尽。同时伴有头昏头胀、纳差、腹胀，甚至见腹痛、肠鸣、嗳气、反胃、恶心、矢气频繁等即可诊断为便秘。

辅助以相关的实验室检查。

1）大便常规及隐血试验：观察粪便形状、多少、坚度、有无脓血和黏液等，以及隐血试验排除器质性病变。

2）肠镜：可直接观察肠黏膜病变，排除结肠癌、息肉等器质性病变。

3）X线检查：X线标志物测结肠通过时间、钡剂灌肠、直肠排粪造影等。排粪造影能动态观察肛门直肠的解剖和功能变化。

4）肛门括约肌电图：协助分辨便秘是肌源性或是神经源性。

5）肛门直肠测压：能检查肛门直肠功能有无障碍。肛门测压结合超声内镜检查能显示肛门括约肌有无生物力学的缺陷和解剖异常，可为手术定位提供线索。

5.2 灌肠技术在慢性便秘中的应用

技术一

方剂 大承气汤。

组成 大黄20g（后下） 芒硝15g（冲） 枳实20g 厚朴15g

用法 用水煎至200ml，保留灌肠，每日1~2次。

适应证 上药以水1000ml，煎煮30分钟，取药600ml，药温在35~40℃时用灌肠器灌入直肠内，选用不保留灌肠法。

说明 可用于急性偶发便秘者。

技术二

方剂 麻子仁灌肠汤。

组成 麻子仁30g 白芍40g 枳实12g 川军15g 厚朴12g 杏仁10g 生地40g

用法 上药以水1000ml，煎煮30分钟，取药600ml，药温在35~40℃时用灌肠器灌入直肠内，选用不保留灌肠法。

适应证 用于大便干结，腹部胀满，舌红，苔黄燥，证属燥热内结者。

说明 燥热便秘，灌肠的药量宜多，但灌入肠内之药液不可立即排出。

技术三

方剂 润肠汤。

组成 生地 30g 女贞子 10g 白芍 40g 黑芝麻 10g 决明子 10g 何首乌 20g 当归 15g 蜂蜜 1 匙

用法 上药共研细末，每次取药粉 6g，加蜂蜜 1 勺兑入，给予不保留灌肠或炼蜜和药粉制成栓剂塞入肛门。

适应证 大便秘结不通，便下艰涩，伴有潮热盗汗，眩晕心悸等。属阴虚、血虚者。

说明 灌肠的药量宜多，但灌入肠内之药液不可立即排出。

6 大肠癌

6.1 概述

6.1.1 概念

大肠癌指原发于结肠、直肠的恶性肿瘤，包括结肠癌和直肠癌，是消化道常见的恶性肿瘤之一，其发病率与死亡率均呈逐年上升之势。本病有明显的地域分布差异性，北美、西欧、澳大利亚等地域高发。在我国，大肠癌发病率占恶性肿瘤的第4位。大肠癌的发病年龄在40~60岁，发病高峰在50岁左右，男女发病比率为（1.2~2）：1。大肠癌在中医学属于“肠积”、“便血”、“下痢”、“积聚”、“肠风”、“锁肛痔”、“脏毒”等范畴。多因饮食不节、情志不畅、感受外邪、正气不足而致病，脾虚湿毒瘀阻是主要病机。

中药灌肠可以使药液直接作用于癌组织，有直接控制和杀灭癌细胞的作用；药物作用于肠淋巴细胞具有控制癌细胞转移和浸润的作用；一部分药物经肠内循环系统吸收，并起到调节全身的作用。

6.1.2 病因病机

（1）中医病因病机

1）情志失调：情志抑郁，肝气不疏，脏腑失和，气机阻滞或逆乱，聚而不散，则致聚证；若气滞不能帅血，血行不畅，气滞血瘀，脉络瘀阻，日积月累结而成块者，则成积证。

2）饮食所伤：酒食不节，饥饱失常，或恣食肥厚生冷，脾胃受损，运化失健，水谷精微不布，湿浊内生，食滞湿浊凝聚成痰，痰阻气机，滞而不畅，或食滞、虫积与痰气交阻，气机壅结；如气滞血阻，痰浊气血搏结，脉络瘀塞，日久结而成块。

3）感受外邪：寒邪或寒湿之邪侵袭，内伤于脾，脾阳不运，湿痰内聚，阻滞气机，若气滞痰阻，血行不畅，脉络瘀滞，日久结而成块，则可形成积证。亦有风寒外侵，内伤于饮食，使脾失健运，湿浊不化，凝聚成痰，痰阻气机，或风寒痰食与气血相搏结，使瘀血留滞，脉络壅塞成块。亦有感受湿热之邪，湿性黏滞，气机被阻，湿热与气滞互结，最终致脾虚湿毒瘀阻。

4）病后所致：它病湿浊留恋，气血蕴结，或久泻、久痢之后，脾气虚弱，营血运行涩滞，正虚瘀结，脾虚湿毒瘀阻而成。

病位主要在于肝脾。肝主疏泄，司藏血；脾主运化，司统血。如肝气不畅，脾运失职，肝脾失调，气血涩滞，壅塞不通，形成腹内结块，导致积聚。

本病初起，气滞血瘀，邪气壅实，正气未虚，病理性质多属实；积聚日久，病势较深，正气耗伤，可转为虚实夹杂之证。病至后期，气血衰少，体质羸弱，则往往转以正虚为主。

(2) 西医病因病理

1）病因：大肠癌的病因尚不清楚，目前认为主要是环境因素与遗传因素综合作用的结果。①环境因素：一般认为高脂肪食谱与纤维不足是主要相关因素，这已为大量流行病学和动物实验所证明。②遗传因素：从遗传学观点，可将大肠癌分为遗传性（家族性）和非遗传性（散发性）。③其他高危因素：大肠息肉、炎症性肠病、次级胆酸进入大肠等因素。

2）病理：病理状态分早期和进展期大肠癌，前者是指癌瘤局限于大肠黏膜及黏膜下层，后者指肿瘤侵入固有肌层。进展期大肠癌病理大体分为肿块型、浸润型和溃疡型。组织学分类，常见的组织学类型有腺癌、黏液癌和未分化癌，以腺癌最多见。临床多以 Dukes 分期法分型：A 型（癌局限于肠壁）、B 型（癌穿透浆膜）、C 型（有局部淋巴结转移）、D 型（有远处转移）。转移途径包括直接转移、淋巴转移和血行播散。

6.1.3 临床表现

(1) 症状

1）便血：70%~80%的患者大便隐血试验阳性。血便者占30%~40%。肿瘤破溃引起出血，一般出血量不大。间歇性出现，血色鲜红或较暗。

2）排便习惯与粪便性状改变：为本病最早出现的症状，多以血便为突出表现，间歇性出现，或有痢疾样脓血便伴里急后重。有时表现为顽固性便秘，粪便变细。或腹泻与便秘交替，粪质无明显黏液脓血，里急后重，肛门坠胀。

3）肠梗阻症状：肠管狭窄时可出现肠鸣、腹痛、腹胀、便秘、排便困难等症状。病变位于直肠时可出现大便变形、变细，进一步甚至发展为完全性肠梗阻。

4）腹部肿块：提示病情已到中、晚期。直肠指检可以发现直肠肿块，质地坚硬，表面呈结节状，有肠腔狭窄，常见直肠指检后指套上有血性黏液。

5）晚期出现进行性贫血、发热、进行性消瘦、恶病质、黄疸及腹水等。常可见有肠梗阻、肠出血或穿孔、化脓性腹膜炎、结肠周围脓肿、直肠膀胱瘘等并发症。

(2) 体征

1）腹部包块：大约40%的患者确诊时出现腹部包块，而右半结肠癌90%以上可扪及包块。

2）淋巴结肿大：晚期患者出现淋巴结转移时可扪及腹股沟淋巴结或左锁骨上淋巴结。

(3) 并发症

1）梗阻：大肠癌是引起大肠梗阻最常见的原因。

2）穿孔：大肠癌穿孔的发生率为0.6%~0.9%。根据穿孔的形式可分为游离穿孔、包裹性穿孔，以及穿入邻近脏器或皮肤形成瘘。

6.1.4 临床诊断

要求做到早期诊断，首先应该做到对有症状的就诊者不漏诊大肠癌的诊断，认识大肠癌的有关症状如排便习惯与粪便性状改变、腹痛、贫血等，提高对结肠癌的警惕性，及早进行X线钡剂灌肠或结肠镜检查、病理活检，是早期诊断的关键。

1）结肠镜检查：能直视病变以及同时进行活组织检查，是最安全、应用最广的检查方法，是目前确诊大肠癌的最好方法。

2）X线钡剂灌肠：对于距肛门25cm以上的结肠癌是很重要的检查方法，对结肠镜检查因肠腔狭窄等原因未能继续进镜者，钡剂灌肠检查对肠镜未及肠段尤为重要。

3）B超、CT和MRI：对确定有无肝、肺、肾、盆腔、骨转移有协助诊断价值。

4）粪便隐血检查：70%~80%的患者大便隐血试验阳性，可作为普查筛检或早期诊断的依据。

5）癌胚抗原（CEA）：对检测大肠癌手术后复发预后估计有一定参考价值。

6）直肠指检：70%的直肠癌可以被触及，大多数直肠癌位于直肠7cm以下。这是一种既简单又重要的检查方法。

6.2 灌肠技术在大肠癌中的应用

技术一

方剂 结肠癌灌肠汤。

组成 半枝莲60g 石见穿30g 生地榆30g 山豆根15g 薏苡仁30g 蚤休12g 忍冬藤30g 槐花15g 枳壳10g 昆布30g 川朴10g 火麻仁30g

用法 水煎至200ml，保留灌肠，每天1~2次，温度宜37℃左右。

适应证 结肠癌，腹痛腹胀，大便秘结，或大便下血，体倦乏力，恶心呕吐。

说明 本方灌肠可用于结肠癌手术前后治疗和非手术治疗。

技术二

方剂 柏芩紫草虎杖汤。

组成 黄柏15g 黄芩15g 紫草30g 虎杖30g 藤梨根30g 苦参20g 乌梅15g

用法 水煎至200ml，保留灌肠，每天1~2次，温度宜37℃左右。

适应证 适用于大肠癌湿热下注证。

说明 本方灌肠可用于结肠癌手术前后治疗和非手术治疗。

技术三

方剂 清肠消肿汤。

组成 白花蛇舌草30g 红藤20g 菝葜30g 生薏苡仁30g 白茅根30g 苦参15g 瓜蒌仁30g 半枝莲30g 凤尾草20g 土鳖虫9g 八月札15g 木香9g 野葡萄藤30g 乌梅肉10g 贯众炭30g 丹参15g

用法 水煎至200ml，保留灌肠，每天1~2次，温度宜37℃左右。另用守宫4. 5g（研面），分2~3次冲服。

适应证 适用于大肠癌湿热下注证。

说明 本方灌肠可用于结肠癌手术前治疗和非手术治疗。

技术四

方剂 肠乐汤。

组成 薏苡仁30g 红藤30g 白毛藤30g 生熟地各10g 黄柏10g 黄芩10g 潞党参10g 苍白术各10g 地榆10g 乌梅10g 黄连3g 甘草6g

用法 水煎至200ml，保留灌肠，每天1~2次，温度宜37℃左右。

适应证 结肠癌、腹痛腹胀、便秘和腹泻交替出现。

说明 本方灌肠可用于结肠癌手术前后治疗和非手术治疗。

技术五

方剂 清肠消瘤灌肠汤。

组成 白花蛇舌草30g 红藤30g 败酱草30g 炮甲珠15g 野台参10g 紫丹参30g 白毛藤30g 生牡蛎30g 蚤休20g 白英15g 瓜蒌30g 生枳实12g 地榆炭15g 皂刺15g

用法 水煎至200ml，保留灌肠，每天1~2次，温度宜37℃左右。

适应证 结肠癌、乙状结肠和直肠乙状结肠曲部肿瘤，腹痛腹胀，便秘便血。

说明 本方灌肠可用于结肠癌手术前后治疗和非手术治疗。

7 肝硬化腹水

7.1 概述

7.1.1 概念

肝硬化腹水属于中医“肝积”、“臌胀”等病证的范畴。中医认为肝、脾、肾失调，血、水、气相结是形成臌胀的主要病机，然而腹水多因湿热之邪久稽于肝、胆，损及脾、肾，使肝失条达，脾失健运，气阻血瘀，痰浊凝结，以形成积聚，精微不化，水津不布，隧道空塞，关门不利，酿成昏迷遂陷危笃。本病早期多属肝脾气滞和血瘀，腹水形成则属气血凝滞，络脉瘀阻，水湿内停，晚期常累及肾，因此本病自始至终有本虚标实的特点。本虚又分为脾肾阳虚和肝肾阴虚的不同，临床表现以腹部胀大如鼓或如囊裹水，或腹皮绷急，或皮色苍黄，脐突，青筋暴露，肝、脾大且质地较硬，食欲不振，厌油腻等特点，严重者可出血或昏迷。临床治疗期应限制钠盐及水的摄入，患者应戒烟酒以配合治疗。为提高临床疗效，中医治疗可配合采用中药灌肠。因口服药物或输液等治疗方法多通过肝解毒，势必加重肝负担，而采用保留灌肠疗法增强吸收及代谢，可减轻肝本身的负担。

7.1.2 病因病机

(1) 中医病因病机

1）酒食不节：嗜酒过度，或恣食甘肥厚味，滋生湿热，蕴聚中焦，土壅木郁，肝气郁结，气滞血阻，气滞、血瘀、水湿三者相互影响，导致水停腹中。

2）情志所伤：忧思郁怒，伤及肝脾。肝失疏泄，气机滞涩，日久由气及血，络脉瘀阻。肝气横逆，克伐脾胃，脾运失健，则水湿内停，气、血、水壅结而成臌胀。

3）虫毒感染：血吸虫感染，虫毒阻塞经隧，脉道不通，久延失治，肝脾两伤，肝伤则气滞，脾伤则湿聚为水，虫阻脉络则血瘀，诸因素相互作用，终致水停腹中。

4）病后续发：它病损伤肝脾，导致肝失疏泄，脾失健运者，均有续发臌胀的可能。如黄疸日久，湿邪（湿热或寒湿）蕴阻，肝脾受损，气滞血瘀；或癥积不愈，气滞血结，脉络壅塞，正气耗伤，痰瘀留着，水湿不化；或久泻久痢，气阴耗伤，肝脾受损，生化乏源，气血滞涩，水湿停留等，均可形成臌胀。

臌胀的基本病机变化总属肝、脾、肾受损，气滞、血瘀、水停腹中。

臌胀病理因素不外乎气滞、血瘀、水湿，病理性质总属本虚标实。

（2）西医病因病理

本病病因很多，主要有①病毒性肝炎：主要为乙型、丙型和丁型肝炎病毒感染，占60%~80%。②慢性酒精中毒。③非酒精性脂肪性肝炎：发病率和肥胖有关。④胆汁淤积。⑤肝静脉回流受阻：如慢性充血性心力衰竭、缩窄性心包炎、肝静脉阻塞综合征、肝小静脉闭塞病等引起肝长期瘀血缺氧。⑥遗传代谢性疾病：先天性酶缺陷疾病，致使某些物质不能被正常代谢而沉积在肝。⑦工业毒物或药物：长期接触四氯化碳、磷、砷等或服用双醋酚汀、甲基多巴、异烟肼、甲氨蝶呤等。⑧自身免疫性肝炎可演变为肝硬化。⑨血吸虫病。

肝硬化的病理演变过程包括四个方面：①致病因素使肝细胞广泛变性、坏死、肝小叶的纤维支架塌陷；②残存肝细胞再生不沿原支架排列，形成不规则的再生结节；③各种细胞因子促进纤维化形成纤维间隔；④纤维间隔相互连接，包绕再生结节或将残留肝小叶重新分割成假小叶，形成肝硬化典型形态改变。病理形态上，肝早期肿大、晚期明显缩小，质地变硬，外观呈棕黄色或灰褐色，表面有弥漫性大小不等的结节和塌陷区。

7.1.3 临床表现

（1）症状

1）全身症状：一般情况与营养状况较差，消瘦乏力，精神不振，重症者衰弱而卧床不起。皮肤干枯粗糙，面色灰暗黝黑。常有贫血、舌炎、口角炎、夜盲、多发性神经炎及水肿等。可有不规则低热，可能原因为肝细胞坏死；肝解毒功能减退肠道吸收的毒素进入体循环；门脉血栓形成或内膜炎；继发性感染等。

2）消化道症状：食欲明显减退，进食后即感上腹不适和饱胀，恶心、呕吐，对脂肪和蛋白质耐受性差，进油腻食物则易引起腹泻。

3）出血倾向及贫血：常有鼻出血、齿龈出血、皮肤瘀斑和胃肠黏膜糜烂出血等。

4）门静脉高压症的临床表现：构成门静脉高压症的三个临床表现——腹水、脾大、侧支循环的建立和开放。

5）内分泌失调：内分泌紊乱有雌激素、醛固酮及抗利尿激素增多，主因肝功能减退对其灭活作用减弱，而在体内蓄积、尿中排泄增多。雌激素增多时，通过反馈机制抑制腺垂体功能，从而影响垂体-性腺轴及垂体-肾上腺皮质轴的功能，致使雄性激素减少，肾上腺皮质激素有时也减少。

(2) 体征

1）患者呈肝病面容，面色晦暗，肝掌、蜘蛛痣、腹壁静脉曲张。

2）腹水，下肢水肿，甚至出现胸腔积液。

3）肝变硬，表面呈结节状，可有触痛或叩击痛，脾不同程度地肿大。

4）可伴有黄疸、消瘦、贫血、阳痿、乳房发育等表现。

7.1.4 临床诊断

临床诊断应包括病因、病期、病理和并发症，结合实验室检查，依据下列各点可做出临床诊断：①有病毒性肝炎、长期大量饮酒等可导致肝硬化的有关病史；②有肝功能减退和门静脉高压的临床表现；③肝功能检查血清清蛋白下降、血清胆红素升高及凝血酶原时间延长等指标提示肝功能失代偿；④B 超或 CT 提示肝硬化腹水以及内镜发现食管胃底静脉曲张；⑤肝活组织检查见假小叶形成。

1）血常规：多有程度不等的贫血，脾功能亢进时白细胞和血小板计数减少。

2）尿常规及尿三胆：有黄疸及腹水时，尿中尿胆元增加，也可出现胆红素。有时可出现蛋白及管型。

3）肝功能实验：血清清蛋白降低，球蛋白增高，白/球蛋白比率降低或倒置，在血清蛋白电泳中清蛋白减少，γ-球蛋白显著增高；血清胆红素不同程度升高；血清胆固醇脂降低；血清氨基转移酶 SGPT 轻、中度增高，肝细胞严重坏死时，则 AGOT 活力常高于 AGPT；由于纤维组织增生，单胺氧化酶（MAO）往往增高；凝血酶原不同程度延长。

4）免疫学检查：病毒性肝炎患者可查出乙型肝炎及丙型肝炎的标志物；细胞免疫检查约半数以上患者的 T 淋巴细胞降低，E-玫瑰花环、淋巴细胞转化率降低。体液免疫显示血清免疫球蛋白增高，以 IgG 增高最为明显，通常与 γ-球蛋白的升高相平行。此外，尚可出现自身抗体，如抗核抗体、平滑肌抗体、线粒体抗体和抗肝细胞特异性脂蛋白抗体等。

5）腹水检查：一般为漏出液；如并发自发性腹膜炎时可转变为渗出液，或介于漏出及渗出液之间。应及时送细菌培养及药敏实验；若为血性，除考虑并发结核性腹膜炎外，应高度疑有癌变，应做细胞学及甲胎蛋白测定。

6）B 型超声波检查：可显示肝脾大小的形态改变，门静脉及脾静脉管径有无增宽，如有腹水可出现液性暗区及腹水量的估价。此外尚可发现有无癌变。

7）内镜检查：纤维或电子胃镜能清楚显示曲张静脉的部位与程度，在并发上消化道出血时，对探明出血部位和病因有重大价值。腹腔镜检查可直接观察肝表面、色泽、边缘及脾情况，并可在直视下有选择性的穿刺活检，对鉴别肝硬化、慢性肝炎、原发性肝癌，以及明确肝硬化的病因都很有帮助。

8）X线检查：食管吞钡检查可显示食管及胃底静脉曲张，电子计算机X线断层摄影片（CT）不仅有助于肝硬化的诊断，尚可发现有无癌变。

9）肝穿刺活组织检查：对疑难病例必要时可做经皮肝穿肝活组织检查，可确定诊断。

7.2 灌肠技术在肝硬化腹水中的应用

技术一

方剂 利湿消胀灌肠方。

组成 竹茹9g 陈皮10g 瓜蒌15g 砂仁6g 炒莱菔子12g 厚朴21g 槟榔10g 川军10g 二丑10g 茯苓20g 泽兰12g 泽泻15g 滑石30g 天仙藤15g

用法 将上药用冷水浸泡后，煎煮30分钟取汁，做结肠保留灌肠。

适应证 用于治疗肝硬化腹水，腹胀膨隆如鼓，肝脾大。证属肝郁脾虚，湿热阻滞，水湿停积成膨胀者。

说明 治疗期间禁食盐及油腻食物，灌肠后以高糖、高维生素饮食及米粥调养月余，本方有疏肝理脾、利水消肿的作用。

技术二

方剂 滋阴利水灌肠汤。

组成 龟板15g 鳖甲15g 生地15g 麦冬15g 沙参18g 阿胶10g 川楝子10g 白芍15g 当归12g 大腹皮25g 茯苓15g 泽泻10g 茵陈6g 西瓜翠衣10g

用法 上药阿胶捣碎烊化。先煎龟板、鳖甲20分钟，其余药物冷水浸泡30分钟，加入龟板、鳖甲同煎30分钟取汁，兑入阿胶汁和匀，滤渣取汁，取药温约37℃时做结肠点滴灌肠，每分钟60滴。保留半小时以上。

适应证 用于治疗肝硬化腹水，身黄腹胀，证属肝肾阴虚者。

说明 治疗期间禁食盐及油腻食物，灌肠后以高糖、高维生素饮食及米粥调养月余。本方有滋养肝肾，软坚散结、利水消肿的作用。

技术三

方剂 活血软坚利水汤。

组成 鳖甲12g 薏苡仁18g 茯苓20g 茵陈10g 三棱6g 莪术6g 赤小

豆15g 荔核10g 猪苓15g 泽泻18g 厚朴12g 白蔻仁6g 淡竹叶10g 苍术10g 大腹皮15g 藿香10g 佩兰10g 柴胡6g 冬瓜皮12g

用法 上药中鳖甲捣碎先煎30分钟，余药冷水浸泡后一同煎煮20分钟，取汁，加水再煎15分钟取汁，两次药汁和匀，做结肠保留灌肠。

适应证 用于治疗肝硬化腹水早、中期，症见腹部胀大，青筋暴露，脾大，饮食不佳，精神不振。

说明 治疗期间禁食盐及油腻食物，灌肠后以高糖、高维生素饮食及米粥调养月余，本方有活血化瘀、软坚散结、利水消肿的作用。

8 阑尾炎

8.1 概述

8.1.1 概念

阑尾炎是指阑尾发生急性或慢性炎症病变的疾病，以右下腹部疼痛、发热为主要临床特征。是一种常见病，其预后取决于是否及时地诊断和治疗。急性阑尾炎可分为单纯性、化脓性、坏疽性及脓肿性，若发生穿孔则可引起急性腹膜炎、感染中毒性休克等严重并发症。慢性阑尾炎以反复出现右下腹痛、低热为重要表现。可发生于任何年龄，但以青壮年为多，男性发病率高于女性。本病属中医“肠痈”、“腹痛”范畴。

8.1.2 病因病机

(1) 中医病因病机

腹痛的病因，有外感时邪、饮食不节、情志失调、阳气素虚等，导致腹中脏腑气机郁滞，络脉痹阻，不通则痛；或脏腑经脉失养，不荣则痛而发生腹痛。

1）外感时邪：外感风寒湿热之邪，均可使邪滞腹中，气机阻滞，不通则痛，引起腹痛。伤于风寒则寒凝气滞，经脉受阻，出现腹痛；或寒邪不解，郁而化热；或湿热壅滞于中，以致肠道传导阻滞，腑气不通而见腹痛。

2）饮食不节：暴饮暴食，食滞内停，或误食馊腐不洁之物，或过食肥甘厚腻辛辣之品，酿生湿热，蓄结肠胃；或过食生冷，脾阳受损，皆可伤及脾胃，影响脾胃之健运，气机失于调畅，腑气通降不利，发生腹痛。

3）情志失调：情志怫郁，恼怒伤肝，木失条达，气机阻滞而痛作；气滞日久，血行不畅，瘀血内生，气血瘀滞，不通则痛，亦可发生腹痛。

4）劳倦过度：素体脾阳亏虚，劳倦过度，气血不足，不能温养脏腑，遂致腹痛，甚至病久肾阳不足，相火失于温煦，脏腑虚寒，经脉失养，导致腹痛的发生。

腹痛的病理因素主要有寒凝、火郁、食积、气滞、血瘀五个方面。病理性质不外寒、热、虚、实四个方面，且可互相转化。本病的病机为脏腑气机阻滞，气血运行不畅，经脉痹阻，“不通则通”，或脏腑经脉失养，不荣则痛。若急性暴痛，治不及时，或治不得当，气血逆乱，可致厥脱之证。

(2) 西医病因病理

1）常见病因：①阑尾管腔阻塞是急性阑尾炎最常见的病因。阑尾管腔阻塞的最常见原因是淋巴滤泡的明显增生，约占 60%，多见于年轻人。肠石也是阻塞的原因之一，约占 35%。②细菌入侵。阑尾管腔阻塞，细菌繁殖，损伤黏膜上皮形成溃疡。阑尾壁间质压力升高，妨碍动脉血流，造成阑尾缺血，最终造成梗死和坏疽。

2）病理分型：根据临床过程和病理解剖学变化，可分为四种病理类型。①急性单纯性阑尾炎：属轻型阑尾炎或病变早期。病变多限于黏膜和黏膜下层。阑尾外观轻度肿胀，浆膜充血并失去正常光泽，表面见少量纤维性渗出物。镜下，阑尾各层均有水肿和中性粒细胞浸润，黏膜表面有溃疡和出血点。②急性化脓性阑尾炎：阑尾肿胀明显，浆膜高度充血，表面覆以纤维性渗出物。镜下，阑尾黏膜溃疡加大并深达肌层和浆膜层，管腔各层有小脓肿形成，腔内亦有积脓。③坏疽性穿孔性阑尾炎：是一种重型阑尾炎。阑尾管壁坏死，呈暗紫色或黑色。④阑尾周围脓肿：急性阑尾炎化脓坏疽或穿孔，如果过程缓慢，大网膜可移至右下部，将阑尾包裹并形成粘连，形成炎性肿块或阑尾周围脓肿。

8.1.3 临床表现

(1) 症状

1）腹痛：多起于脐周和上腹部，开始痛不甚严重，位置不固定，呈阵发性，数小时后，腹痛转移并固定在右下腹部，痛呈持续性加重。70%~80% 急性阑尾炎具有这种典型的转移性腹痛的特点，但也有一部分病例发病开始即出现右下腹痛。单纯性阑尾炎是轻度隐痛；化脓性呈阵发性胀痛和剧痛；坏疽性呈持续性剧烈腹痛；穿孔性阑尾炎因阑尾管腔压力骤减，腹痛可暂时减轻，但出现腹膜炎后，腹痛又会持续加剧。

2）胃肠道症状：恶心、呕吐最为常见，早期呕吐多为反射性，常发生在腹痛的高峰期，晚期呕吐则与腹膜炎有关。约 1/3 的患者有便秘或腹泻的症状，腹痛早期大便次数增多。并发腹膜炎、肠麻痹则出现腹胀和持续性呕吐。

3）全身症状：以发热为主，体温多在 37.5 ~ 39℃。初期伴有乏力、头痛、头晕等症状。化脓性、坏疽性阑尾炎或腹膜炎时可出现畏寒、高热，体温可达 39 ~ 40℃或以上。

(2) 体征

右下腹麦氏点固定压痛和不同程度的腹膜刺激征为其主要体征。而阑尾穿孔合并弥漫性腹膜炎时，尽管腹部压痛范围广泛，但仍以右下腹最为明显。急性阑尾炎的压痛始终在右下腹部，并伴有不同程度的腹肌紧张和反跳痛。

8.1.4 临床诊断

根据上面描述的症状特点结合体征和实验室检查，进行诊断。

（1）体征

1）右下腹压痛：是急性阑尾炎最常见的重要体征。压痛点通常位于麦氏点，可随阑尾位置的变异而改变，但压痛点始终在一个固定的位置上。

2）腹膜刺激征：反跳痛、腹肌紧张、肠鸣音减弱或消失等。这是壁腹膜受炎症刺激出现的防卫反应，提示阑尾炎症加重，出现化脓、坏疽或穿孔等病理改变。

3）右下腹包块：如体检发现右下腹饱满，扪及一压痛性包块，边界不清，固定，应考虑阑尾周围脓肿的诊断。

4）可作为辅助诊断的其他体征：①结肠充气试验：患者仰卧位，由右手压迫左下腹，再用左手挤压近侧结肠，结肠内气体可传至盲肠和阑尾，引起右下腹疼痛者为阳性。②腰大肌试验：患者左侧卧，使右大腿后伸，引起右下腹疼痛者为阳性，说明阑尾位于腰大肌前方，盲肠后位或腹膜后位。③肛门直肠指检：引起炎症阑尾所在位置压痛。压痛常在直肠后方。当阑尾穿孔时直肠前壁压痛广泛。当形成阑尾周围脓肿时，有时可触及痛性肿块。

（2）实验室检查

1）血液检查：急性阑尾炎患者的白细胞计数及中性粒细胞比例增高，如炎症已侵及腹腔时，白细胞计数常升至 18×10^9/L 以上；但升高不明显不能否定诊断，应反复检查，如逐渐升高则有诊断价值。

2）尿液检查：尿检查一般无阳性发现，但盲肠后位阑尾炎可刺激邻近的右输尿管，尿中可出现少量红细胞和白细胞。

3）粪便检查：盆位阑尾炎和穿孔性阑尾炎合并盆腔脓肿时，大便中也可发现血细胞。

4）X 线检查：急性阑尾炎在腹部平片上也可出现阳性结果：5%~6% 的患者右下腹阑尾部位可见一块或数块结石阴影，部分患者阑尾腔内有积气，急性阑尾炎合并弥漫性腹膜炎时，可除外溃疡穿孔、急性绞窄性肠梗阻等。

5）腹部 B 超检查：病程较长者应行右下腹 B 超检查，了解是否有炎性包块。在决定对阑尾脓肿切开引流时，B 超可提供脓肿的具体部位、深度及大小。

8.2 灌肠技术在阑尾炎中的应用

技术一

方剂 大黄丹皮汤。

组成 大黄 15g 丹皮 20g 冬瓜子 35g 桃仁 15g 元明粉 10g 红藤 25g 败酱草 30g 蒲公英 30g 制乳香 10g 制没药 10g 延胡索 20g 白芍 10g

用法 除元明粉外，大黄另煎 15 分钟取汁，其余药物浓煎 2 次，去渣取汁约 500ml，滤取药汁对入大黄煎液，冲入元明粉，待药温约 30℃左右时，患者取侧卧位，高位保留灌肠，静卧 40 分钟。

适应证 用于治疗腹痛拒按、发热、呕恶等阑尾炎未化脓者。

说明 本方可用于急性阑尾炎初期。

技术二

方剂 仙方活命饮加减。

组成 金银花 30g 穿山甲 10g 天花粉 10g 乳香 10g 白芷 6g 赤芍 15g 没药 10g 归尾 15g 败酱草 20g 蒲公英 15g 红藤 15g

用法 上药以冷水浸泡 30 分钟，煎煮 30 分钟，去渣滤液取汁约 500ml，待药温约 30℃左右时，做高位保留灌肠。

适应证 用于治疗急性阑尾炎初期，表现为突发性腹痛拒按，发热不退者。

说明 阑尾炎初期以发热为特点，用本方灌肠治疗效果良好。

技术三

方剂 肠痈灌肠方。

组成 银花 10g 黄芩 15g 黄连 15g 败酱草 30g 紫花地丁 20g 苍术 10g 当归 30g 延胡索 15g 枳壳 10g 赤芍 10g 莱菔子 15g 火麻仁 30g

用法 将上药用冷水浸泡半小时，煎煮 30 分钟，去渣，滤取药液约 500ml，做高位保留灌肠。

适应证 用于治疗阑尾炎热毒血瘀，发热持续不退者。

说明 本方可用于急性阑尾炎初期灌肠配合外敷。具有行瘀排脓，清热散结之功效，亦可用于酿脓期或脓成期。

技术四

方剂 肠痈消炎 1 号方。

组成 败酱草30g 紫花地丁30g 银花30g 当归15g 地榆15g 延胡索12g 大黄10g 蒲公英15g 鱼腥草15g 牛膝12g 制乳香、制没药各9g

用法 将上药水煎30分钟，去渣，滤液，取汁500ml，待药温约40℃时，取侧卧位，保留灌肠。

适应证 用于治疗急性阑尾炎血瘀热壅，右下腹疼痛，右腿屈曲不伸等症。

说明 本方若取药液灌肠，留渣外敷腹部，疗效更好。

技术五

方剂 地丁大黄丹皮汤。

组成 紫花地丁（鲜者15g，干者30g） 大黄10g 丹皮10g 桃仁12g 芒硝10g 冬瓜子15g

用法 先将鲜紫花地丁煎汤取汁，后煎其余诸药，取汁约300ml，兑入紫花地丁汁，冲入芒硝过滤药液，待药温约30℃时，做高位保留灌肠。留药渣外敷腹部。

适应证 用于治疗急性阑尾炎，小腹疼痛而拒按，腹皮拘急，大便不通者。

说明 本方可用于急性阑尾炎初期灌肠配合外敷。具有行瘀排脓，清热散结之功效，亦可用于酿脓期或脓成期。

技术六

方剂 红藤银花地丁汤。

组成 红藤20g 银花10g 紫花地丁30g 乳香12g 没药12g 甘草6g

用法 将上药冷水浸泡，以药质湿透为度。煎30分钟，去渣，滤液，取汁约300ml，待药温约35℃时，做高位保留灌肠。

适应证 用于治疗急、慢性阑尾炎未化脓者。

说明 本方亦可用做慢性阑尾炎缓解时灌肠，可预防复发。

技术七

方剂 肠痈消炎方。

组成 地榆30g 槐花30g 半枝莲15g 鲜生地30g 连须葱20枚 赤芍15g

用法 上药中生地取汁，其余药物以冷水浸泡后，煎煮30分钟，去渣滤液，然后取生地汁对入药汤中，取药液300ml，做高位保留灌肠。

适应证 用于治疗阑尾炎腹痛身热者。

说明 本方用于阑尾炎初期，效果更好。

技术八

方剂 肠痈润肠方。

组成 当归尾15g 甘草6g 鲜生地20g 火麻仁30g 桃仁10g

用法 上药水煎30分钟后，去渣，滤液取汁，兑入生地汁、桃仁泥做高位保留灌肠。

适应证 用于治疗阑尾炎肠燥便结者。

说明 本方具有润肠通便，活血散结之功效。

技术九

方剂 薏苡仁附子地丁汤。

组成 薏苡仁30g 附子10g 冬瓜仁30g 败酱草30g 紫花地丁30g

用法 将附子先煎30分钟去毒，再加入薏苡仁、紫花地丁、冬瓜仁、败酱草等药煎煮后，滤液取汁300ml，做高位保留灌肠。

适应证 用于治疗阑尾炎腹痛较剧烈，已成脓者。

说明 药汤灌肠，留药渣外敷患处。

技术十

方剂 肠痈止痛方。

组成 丹皮9g 大黄6g 补骨脂9g 败酱草30g 当归尾9g

用法 将上药水煎30分钟，去渣滤液取汁300ml，做高位保留灌肠。

适应证 用于治疗慢性阑尾炎腰痛时缓时急者。

说明 本方灌肠可用于慢性阑尾炎发作期和缓解期的治疗。

技术十一

方剂 肠痈灌肠方。

组成 薏苡仁30g 败酱草30g 桃仁10g 瓜蒌仁10g 冬瓜子10g 丹皮6g 当归尾10g 赤芍6g 银花15g 紫花地丁15g 炮甲珠6g 皂刺9g 伸筋草9g

用法 将上药用冷水浸泡半小时后，煎煮30分钟，连煎2次，去渣滤液取汁，和匀取500ml，待药温35℃时，做高位保留灌肠。每天2次，留渣外敷腹部。

适应证 用于治疗阑尾炎及阑尾周围脓肿，身发寒热，腹痛。

说明 本方可用于急性阑尾炎初期灌肠配合外敷。具有行瘀排脓，清热散结之功效。

9 肠梗阻

9.1 概述

9.1.1 概念

肠梗阻指肠内容物由于病理因素在肠道中通过受阻。为常见急腹症，是肠腔的物理性或功能性阻塞。发病部位主要为小肠。可因多种因素引起。起病初，梗阻肠段先有解剖和功能性改变，继则发生体液和电解质的丢失、肠壁循环障碍、坏死和继发感染，最后可致毒血症、休克、死亡。本病发生急剧，病程发展迅速，如治疗不及时死亡率高。本病属中医“腹痛”、“呕吐”、“便秘”等范畴。多因热结、寒凝、虫积、瘀血阻于肠道，肠道传导失司、腑气不通而发病。临床根据其梗阻部位的不同可分为小肠梗阻、结肠梗阻、肠粘连、肠扭转。采用中药煎剂灌肠，药物直接作用于肠道，通腑散结，疗效甚好。

9.1.2 病因病机

(1) 中医病因病机

1）外感时邪：外感风寒湿热之邪，均可使邪滞腹中，气机阻滞，不通则痛，引起腹痛。伤于风寒则寒凝气滞，经脉受阻，出现腹痛，或寒邪不解，郁而化热，或湿热壅滞于中，以致肠道传导阻滞，腑气不通。

2）饮食不节：暴饮暴食，食滞内停，或误食馊腐不洁之物，或过食肥甘厚腻辛辣之品，酿生湿热，蓄结肠胃；或过食生冷，脾阳受损，皆可伤及脾胃，影响脾胃之健运，气机失于调畅，腑气通降不利。

3）情志失调：情志怫郁，恼怒伤肝，木失条达，气机阻滞而痛作；气滞日久，血行不畅，瘀血内生，气血瘀滞。

4）阳气素虚：素体脾阳亏虚，虚寒中生，渐致脾阳虚损，气血不足，不能温养脏腑，遂致腹痛，甚至病久肾阳不足，相火失于温煦，脏腑虚寒，经脉失养，导致腹痛。

上述诸病因，皆可导致腹中脏腑气机郁滞，络脉痹阻，以致肠道传导阻滞，腑气不通。

(2) 西医病因病理

1）病因：按肠梗阻发生的基本原因可以分为三类。①机械性肠梗阻：最常见是由于各种原因引起肠腔变狭小，使肠内容物通过发生障碍。②动力性肠梗阻：是由于神经反射或毒素刺激引起肠壁肌功能紊乱，使肠蠕动丧失或肠管狭窄，以致肠内容物不能正常运行，发展成器质性的肠腔狭窄。③血行性肠梗阻：是由于肠系膜血管栓塞或血栓形成，使肠管血运障碍，继而发生肠麻痹而使肠内容物不能运行。随着人口老龄化，动脉硬化等疾病增加，现已不属少见。

肠梗阻按肠壁有无血运障碍，又分为单纯性和绞窄性两类。①单纯性肠梗阻：只是肠内容物通过受阻，而无血运障碍。②绞窄性肠梗阻：系指梗阻并伴有肠壁血运障碍者，可因肠系膜血管受压、血栓形成或栓塞等引起。

2）病理：①体液丧失：体液丧失及因此而引起的水、电解质紊乱与酸碱平衡失调，是肠梗阻很重要的病理生理改变。②感染和中毒：在肠梗阻以上的肠腔细菌数量显著增加，细菌大量繁殖，而产生多种强烈的毒素。由于肠壁血运障碍或失去活力，肠道细菌移位及细菌和毒素渗透至腹腔内引起严重的腹膜炎和感染、中毒。③休克及多功能器官障碍：严重的缺水、血液浓缩、血容量减少、电解质紊乱、酸碱平衡失调、细菌感染、中毒等，可引起严重休克。

9.1.3 临床表现

(1) 症状

1）腹痛：单纯性机械性肠梗阻一般为阵发性剧烈绞痛。发作间歇期疼痛缓解，绞痛期间伴有肠鸣音亢进。肠鸣音呈高调，有时可闻及气过水声。麻痹性肠梗阻可以无腹痛。

2）呕吐：呕吐在梗阻后即可发生，然后即进入一段静止期，再发呕吐时间视梗阻部位而定。呕吐物开始为胃内容物，以后为肠内容物。高位小肠梗阻绞痛不重，但呕吐频繁。中段或远端小肠梗阻，呕吐出现较晚，低位小肠梗阻呕吐物有时呈“粪便样”。

3）腹胀：腹胀一般在梗阻发生一段时间以后开始出现。多发生在晚期，高位小肠梗阻不如低位者明显，结肠梗阻因回盲瓣存在，很少发生反流，梗阻常为闭袢性，故腹胀明显。绞窄性肠梗阻时，腹部呈不对称性膨胀，可以摸到膨大的肠袢。

4）排便排气停止：完全性梗阻发生后排便排气即停止。肠梗阻患者，一般都停止由肛门排便与排气。但是肠系膜血管栓塞与肠套叠可以排出稀便或血性黏液。结肠肿瘤、憩室或胆石梗阻的患者也常有黑色大便。

5）休克：早期单纯性肠梗阻患者，全身情况无明显变化，后可出现脉搏细速、血压下降、面色苍白、眼球凹陷、皮肤弹性减退、四肢发凉等征象。

（2）体征

1）心率：单纯性肠梗阻，失水不重时，心率正常。心率加快是低血容量与严重失水的表现。绞窄性肠梗阻，由于毒素的吸收，心率加快更为明显。

2）体温：正常或略有升高。体温升高是肠管绞窄或肠管坏死的征象。

3）腹部体征：膨胀的肠管有压痛、绞痛时伴有肠型或蠕动波。若局部压痛伴腹肌紧张及反跳痛，为绞窄性肠梗阻的体征。听诊时应注意肠鸣音音调的变化，绞痛时伴有气过水声，肠管高度扩张，可闻及“叮叮”的金属音。

9.1.4 临床诊断

（1）须辨明的问题

1）是否肠梗阻：根据腹痛、呕吐、腹胀、停止自肛门排气排便四大症状和腹部可见肠型或蠕动波，肠鸣音亢进等，一般可做出诊断。

2）机械性还是动力性肠梗阻：机械性肠梗阻具有上述典型临床表现，早期腹胀可不显著。麻痹性肠梗阻无阵发性绞痛等肠蠕动亢进的表现，相反为肠蠕动减弱或消失，腹胀显著。

3）是单纯性还是绞窄性梗阻：这点极为重要，因为绞窄性肠梗阻预后严重，必须及早进行手术治疗。

4）是高位还是低位梗阻：高位小肠梗阻的特点是呕吐发生早而频繁，腹胀不明显，低位小肠梗阻的特点是腹胀明显，呕吐出现晚而次数减少，并可吐粪样物。

5）是完全性还是不完全性梗阻：完全性梗阻呕吐频繁，如为低位梗阻腹胀明显，完全停止排便排气。

6）是什么原因引起肠梗阻：根据年龄、病史、体征、X 线、CT 等影像学检查等几方面分析。

（2）相关实验室检查

1）血常规：单纯性肠梗阻早期无明显改变，随病情发展可出现白细胞升高、中性粒细胞比例升高（多见于绞窄性梗阻性肠梗阻）。脱水时血红蛋白值、血细胞比容升高。

2）血生化：判断是否电解质紊乱和酸碱失衡。

3）尿常规：血液浓缩时，尿比重增高。

4）呕吐物及粪便：肠血运障碍时，可含大量红细胞或隐血试验阳性。

5）X 线检查：对肠梗阻的诊断非常重要。小肠梗阻时，站立位见小肠“阶梯样”液平。平卧位时见积气肠管进入盆腔。

6）B 超检查：腹内可形成软性包块，内可见肠腔声像蠕动，可见液体滞留。

9.2 灌肠技术在肠梗阻中的应用

技术一

方剂 大承气加减汤。

组成 生大黄 15g 枳壳 10g 厚朴 30g 枳实 10g 桃仁 10g 莱菔子 30g 赤芍 12g 郁李仁 10g 木香 6g 甘草 6g

用法 将上药用冷水浸泡 40 分钟，再煎煮 20 分钟，滤渣取汁 300ml，适寒温，取患者右侧卧位灌肠，使药液到达梗阻部位，静卧 30 分钟。

适应证 用于治疗一般性肠梗阻，腹胀较重者。

说明 灌入药液后不断变换体位，促进药液吸收及肠蠕动。

技术二

方剂 大承气汤。

组成 厚朴 24g 枳实 10g 大黄 12g 芒硝 10g

用法 上药加水 1500ml 浓煎 2 次，取汁去渣，冲入芒硝，滤取药汁 500ml，待药液温度下降至 30℃左右时，先用不保留灌肠通便。等患者排便后，取侧卧位，垫高臀位，保留灌肠约 30 分钟，每天 2 次。

适应证 用于治疗结肠梗阻引起的腹痛、腹胀、大便不通等症。

说明 本方亦可先用芒硝（冲开）灌肠通便，再灌入其他药液。

技术三

方剂 梗阻利水汤。

组成 炒莱菔子、川厚朴各 30g 二丑 15g 甘遂 1.5g（冲） 大黄 15g

用法 上药除甘遂外加水浓煎去渣，滤取药汁 400ml，冲入甘遂粉，待药液温度至 35℃左右时，灌肠。

适应证 用于肠梗阻，肠腔积液较多，腹胀痛，痛引胸胁，腹痛较剧，恶心，呕吐黏液，体质较壮实者。

说明 本方灌肠的药量根据梗阻部位来定。一般先用不保留灌肠后再用保留灌肠，灌入药液后不断变换体位，促进药液吸收及肠蠕动。

技术四

方剂 红藤紫花地丁汤。

组成 红藤 30g 紫花地丁 30g 乳香 10g 没药 10g 连翘 12g 大黄 4.5g 延胡索 6g 粉丹皮 6g 银花 12g 甘草 3g

用法 上药除大黄外，将其余药物水煎 2 次，去渣取液，加入大黄泡 10~15 分钟，滤取药汁 300ml 左右，冷却至约 30℃，患者取侧卧位、臀高位灌肠，使药液在梗阻部位保留 30 分钟。

适应证 用于治疗结肠梗阻伴腹痛者。

说明 灌入药液后不断变换体位，促进药液吸收及肠蠕动。

技术五

方剂 败酱活血汤。

组成 败酱草 60g 黄柏 30g 天南星 15g 赤芍 20g 川乌（先煎）6g 草乌（先煎）6g 陈皮 10g 制大黄 20g 黄芩 20g 制乳香 10g 制没药 30g 厚朴 20g

用法 将上药水煎 30 分钟，去渣滤液取汁约 300ml，等药液凉至约 38℃，在患者空腹时取侧卧位、臀高位灌肠，使药液到达梗阻部位。

适应证 用于寒结血滞引起的肠道梗阻，腹痛拒按者。

说明 灌入药液后不断变换体位，促进药液吸收及肠蠕动。

技术六

方剂 银花黄芩地榆汤。

组成 金银花 90g 玄参 60g 黄芩 90g 地榆 30g 当归 60g 薏苡仁 15g 麦冬 30g 甘草 9g

用法 将上药水煎煮沸约 30 分钟，去渣取汁约 300ml。滤液冷却至药温约 30℃，取侧卧位、臀高位灌肠，使药液至梗阻部位保留约 30 分钟。

适应证 用于治疗肠梗阻引起的持续性胀痛、呕吐等证。

说明 灌入药液后不断变换体位，促进药液吸收及肠蠕动。

10 病毒性肝炎

10.1 概述

10.1.1 概念

病毒性肝炎是由多种肝炎病毒引起的，以肝炎症和坏死病变为主的全身性疾病。已确定的肝炎病毒有五种，即甲型、乙型、丙型、丁型及戊型。临床表现相似，主要表现为乏力、肝区疼痛、食欲减退、恶心、厌油腻、肝大、肝功能异常，部分病例出现发热、黄疸，无症状感染常见。甲型和戊型肝炎病毒主要引起急性肝炎和隐性感染，经粪-口传播，有季节性，可引起暴发流行。乙型、丙型、丁型肝炎病毒可引起急性肝炎、慢性肝炎或隐性感染，部分病例可发展为肝硬化和肝癌，主要经血液传播，无季节性，多为散发。

中医学认为病毒性肝炎归属于“胁痛”、“黄疸”等病症范畴。多因外感六淫疫疠、饮食失调、七情、劳倦内伤而致病。以湿热、毒邪壅滞中焦者居多。

10.1.2 病因病机

(1) 中医病因病机

1）情志不遂：肝喜条达，主调畅气机。若因情志不遂，可致肝失条达，疏泄不利，肝气郁结，气阻络痹，不通则痛，可发为肝郁胁痛。若气郁日久，血行不畅，瘀血渐生，阻于胁络，不通则痛，亦致瘀血胁痛。

2）外感湿热：湿热之邪外袭，郁结少阳，枢机不利，肝胆经气失于疏泄，可以导致胁痛。

3）饮食所伤：饮食不节，过食肥甘醇酒辛辣，损伤脾胃，脾失健运，生湿蕴热，湿热蕴结于肝胆，肝胆失于疏泄，气机阻滞，不通则痛，发为胁痛。

4）跌仆损伤：跌仆闪挫，或因强力负重，致使胁络受伤，瘀血停留，阻滞胁络，不通则痛，发为胁痛。

5）劳欲久病：素体肾虚，或久病耗伤，或劳欲过度，使精血亏损，水不涵木，肝阴不足，血虚不能养肝，脉络失养，不荣则痛，发为胁痛。

本病基本病机为气滞、血瘀、湿热蕴结致肝胆疏泄不利，络脉失疏，不通则痛以及肝阴血不足，肝胆络脉失养，不荣则痛；其病理变化可归结为“不通则痛”与“不荣则痛”两类；其病理因素不外乎气滞、血瘀、湿热三者；病理性质有虚实之分，因肝郁气滞、瘀血停着、湿热蕴结所导致的胁痛多属实证，是“不通则痛”；而因阴血不足，肝络失养所导致的胁痛则为虚证，属“不荣则痛”。

（2）西医病因病理

1）病因：病毒性肝炎是由肝炎病毒感染引起的疾病。目前，已确定的肝炎病毒有甲型、乙型、丙型、丁型及戊型五种。其中尤以乙型肝炎患者群体数量最多，其特点是传播途径复杂、流行面广泛、发病率高。

2）发病机制和病理：病毒性肝炎的发病机制较为复杂，不同类型的病毒引起疾病的机制不尽相同。甲型和戊型分别由 HAV 和 HEV 感染引起，一般认为 HAV 不直接引起肝细胞病变，肝损害是 HAV 感染肝细胞的免疫病理反应所致；戊型肝炎主要由 HEV 直接致细胞病变，而在病毒清除期肝细胞的病变主要由 HEV 诱导的免疫反应引起。乙肝病毒对肝的损害机制较复杂，多数学者认为不是直接的，而是通过免疫应答介导肝细胞坏死炎症，其中细胞毒性 T 细胞通过溶细胞机制及非溶细胞机制造成肝脏的病变。丙型病毒型肝炎的发病机制复杂，其中 HCV 抗原特异性 CTL 在其中发挥重要作用，细胞凋亡是丙肝肝细胞损伤的机制之一。病毒性肝炎病理上以肝细胞变性、坏死、炎症反应为特点。

10.1.3 临床表现

（1）症状

1）黄疸：通常表现为巩膜黄染，皮肤黄染，小便深黄，这是区别急性黄疸型肝炎和急性无黄疸型肝炎的主要症状表现。

2）消化功能紊乱：在病毒性肝炎患者中，或多或少均存在消化功能紊乱，有一定个体差异。主要表现为恶心、呕吐、厌油腻、食欲减退、腹胀、便溏或便秘等。

3）肝区疼痛：急性期多为胀痛、刺痛或游走性疼痛，慢性期多为隐约疼痛，轻微胀痛或不适，疼痛常随情绪波动而改变。

4）疲劳感：疲劳感普遍存在于各种病毒性肝炎，表现为不耐劳作、四肢乏力、下肢酸软、周身酸楚、休息后不易恢复等。

（2）体征

以肝脾大、蜘蛛痣、肝掌为多见。急性肝炎或慢性肝炎活动期可出现肝大，在肋缘下可达 1~3cm，剑突下可触及肿大的肝，质地充实并有压痛或者叩击痛；脾在急性期或活动期均可呈进行性肿大，并可超出肋缘以下。

患者呈肝病面容，面部皮肤晦暗而无光泽，多见于慢性肝炎和肝炎后肝硬化。皮肤黄褐或黝黑，唇色暗紫，蜘蛛痣、颜面毛细血管扩张。蜘蛛痣多少不一，见于活动性慢性肝炎和肝硬化。

10.1.4 临床诊断

病毒性肝炎的诊断是在肝炎临床表现的基础上结合流行病学史，并检测到病毒特异性标志物。

甲型肝炎病毒确诊的标志物是抗-HAV IgM 阳性，通常在发病后 1 周左右即可在血清中检测出。

乙型肝炎病毒确诊标志物是乙肝五项（HBsAg、抗-HBs、HBeAg、抗-HBe、抗-HBc）中至少 2～3 项阳性（大三阳：HBsAg、HBeAg、抗-HBc，或小三阳：HBsAg、抗-HBe、抗-HBc），乙肝 HBV 的 DNA 载量可反应病毒复制的活跃程度，肝功能异常程度反应肝炎症的活动程度。

丙型肝炎确诊的标志物是抗-HCV 阳性；戊型肝炎确诊的标志物是抗-HEV IgM、抗-HEV 阳性；丁型肝炎确诊的标志物是抗-HDV 阳性或 HDV 抗原阳性。

（1）相关实验室检查

1）肝功能检测：①血清酶检测：丙氨酸转氨酶（ALT）是肝细胞损害的重要标志。急性肝炎时 ALT 常明显升高；慢性肝炎可持续或反复升高；重型肝炎时因肝细胞大量破坏，ALT 随黄疸迅速加深反而下降，出现胆-酶分离。天冬氨酸氨基转移酶（AST）可同时升高。ALP、γ-GT 也可升高。②血清白蛋白检测：血清清蛋白由肝细胞合成，球蛋白由浆细胞和单核-巨细胞系统合成，肝细胞损害持续时间较长，可见清蛋白下降，球蛋白升高，A/G 比值下降或倒置。③血清和尿胆色素检测：急性肝炎早期尿中尿胆原增加，黄疸期尿胆红素及尿胆原均增加；淤胆型肝炎时尿胆红素增加，而尿胆原减少或阴性。黄疸型肝炎血清结合胆红素和非结合胆红素均升高。瘀胆型肝炎则以结合胆红素增加为主。血清胆红素升高常与肝细胞坏死程度相关。④凝血酶原活动度（PTA）检测：凝血酶原活动度<40%或凝血酶原时间（PT）比正常对照延长 1 倍以上时提示肝损害严重。对重症肝炎的诊断和判断预后有重要意义。

2）肝炎标志物检测：主要为乙型肝炎血清免疫学标记物。①HBsAg 与抗-HBs：HBsAg 阳性表明存在现症感染，但 HBsAg 阴性不能排除 HBV 感染。抗-HBs 阳性提示可能通过预防接种或过去感染产生对 HBV 的保护性免疫。②HBeAg 和抗-HBe：HBeAg 持续阳性表明 HBV 复制活跃，传染性较大，容易转为慢性。抗-HBe 持续阳性表明 HBV 复制减少或停止；HBV 前 C 区突变，HBeAg 病毒仍活跃复制，仍有较强传染性，甚至病情加重。③HBcAg 和抗-HBc：HBcAg 阳性意义同 HBeAg。抗-HBc IgM 阳性存在于急性期或慢性肝炎急性发作；抗

HBc IgG 阳性是既往的标志。抗-HBc 出现于 HBsAg 出现后 3~5 周，当 HBsAg 已消失，抗-HBs 尚未出现，只检测出抗-HBc 和抗-HBe，此阶段称为窗口期。④HBV DNA 检测：血清 HBV DNA 阳性表明 HBV 有活动性复制，传染性较大。

3）肝活检组织检查（肝活检）：肝活检病理组织学检查能准确判断慢性肝炎患者所处的病变阶段及判断预后。同时可进行免疫组织化学检测及分子免疫学检测。

4）影像学检查：肝、胆、脾的 B 型超声波检查在临床最为普及，易被接受。此外，肝放射性核素扫描、血流图、CT、MRI、腹腔镜等多种手段均可选择使用以助于诊断和鉴别诊断。

5）血常规检查：白细胞总数正常或稍低，淋巴细胞相对增高。重型肝炎时白细胞总数及中性粒细胞均可增高。血小板在部分慢性肝病患者中可减少。

10.2 灌肠技术在病毒性肝炎中的应用

技术一

方剂 清热利湿汤。

组成 茵陈 30g 栀子 12g 黄芩 12g 茯苓 30g 猪苓 15g 丹参 20g 当归 15g 泽泻 20g 川军 15g 甘草 10g

用法 上药以冷水 1500ml，浸泡半小时后煎煮 20~30 分钟，取药 300~400ml，做保留灌肠。

适应证 用于治疗病毒性甲、乙型肝炎，以黄疸为主症者。

说明 病毒性急慢性肝炎属中医湿热病范畴，灌肠可以清利湿热，提高人体抗病毒能力。

技术二

方剂 清热利湿活血汤。

组成 茵陈 30g 栀子 12g 川军 10g 茯苓 24g 泽泻 15g 龟板 15g 生地 24g 赤芍 20g 三棱 9g 桃仁 10g

用法 上药以冷水 1500ml，浸泡半小时后煎煮 20~30 分钟，取药 300~400ml，做保留灌肠。

适应证 用于乙型肝炎，以肝大、肝区疼痛为主症者。

说明 肝大患者一般表现为气滞血瘀证，本方灌肠在清利湿热基础上，加入活血化瘀之品，效果较好。

11　急性胰腺炎

11.1　概述

11.1.1　概念

急性胰腺炎是多种原因导致胰酶在胰腺内被激活，引起胰腺组织自身消化，出现水肿、出血，甚至坏死的炎症反应。临床以急性上腹痛、伴发热、恶心、呕吐，血、尿淀粉酶增高为特点，是消化系统常见急症之一。

11.1.2　病因病机

（1）中医病因病机

1）饮食不节：暴饮暴食，食滞内停，或过食肥甘厚腻辛辣之品，酿生湿热，蓄结肠胃，或过食生冷，脾阳受损，皆可伤及脾胃，影响脾胃之健运，气机失于调畅，腑气通降不利，发生腹痛。

2）外感时邪：外感风寒湿热之邪，均可使邪滞腹中，气机阻滞，不通则痛，引起腹痛。伤于风寒则寒凝气滞，经脉受阻，出现腹痛，或寒邪不解，郁而化热，或湿热壅滞于中，以致肠道传导阻滞，腑气不通而见腹痛。

3）情志失调：情志怫郁，恼怒伤肝，木失条达，气机阻滞而痛作；气滞日久，血行不畅，瘀血内生，气血瘀滞，不通则痛，亦可发生腹痛。

4）阳气素虚：素体脾阳亏虚，气血不足，不能温养脏腑，遂致腹痛，甚至病久肾阳不足，相火失于温煦，脏腑虚寒，经脉失养，导致腹痛。

腹痛的病理因素主要有寒凝、火郁、食积、气滞、血瘀五个方面。病理性质不外寒、热、虚、实四个方面，且可互相转化。故本病的病机为脏腑气机阻滞，气血运行不畅，经脉痹阻，“不通则通”，或脏腑经脉失养，不荣则痛。

（2）西医病因病理

1）病因：引起急性胰腺炎的病因很多，在我国本病的常见病因是胆道疾病，在西方国家常见的病因是大量饮酒。后者在我国所占的比例也有所增高。①胆道疾患：约 50% 的急性胰腺炎由胆道结石、炎症或胆道蛔虫等引起，尤以胆结石为最多见。②胰管阻塞：常见的引起胆道阻塞的病有胰管结石、胰管狭窄、肿瘤或蛔虫等。③十二指肠乳头邻近部位的病变：常见于邻近乳头的十二指肠憩室炎、输入袢综合征、肠系膜上动脉综合征等。④大量饮酒和暴饮暴食。⑤手术与创伤：常见于胆、胰或胃手术后、腹部钝挫伤、内镜逆行胰胆管造影检查等。⑥内分泌与代谢障碍：常见高钙血症、任何原因引起的高脂血症、妊娠、糖尿病昏迷、尿毒症等。⑦急性传染病：多并发于流行性腮腺炎，也可并发于病毒性肝炎、柯萨奇病毒感染等。⑧药物：可见于硫唑嘌呤、肾上腺糖皮质激素、噻嗪类利尿剂、四环素、磺胺等的应用。

2）病理：①急性水肿型：肉眼见胰腺肿大，质地结实，病变累及部分或整个胰腺，腺组织周围可有少量脂肪坏死。组织学检查有间质水肿、充血和炎性细胞浸润，可见少量腺泡坏死，血管变化不明显。②急性坏死型：胰腺肿大变硬，外观可见胰实质及其周围脂肪组织坏死，血管出血坏死是本型的主要病理特点。如出血严重时胰腺呈棕黑色，同时可见新鲜出血。病程长者可并发脓肿、假性囊肿或瘘管形成。组织学检查可见胰腺坏死病变呈间隔性或小叶周围分布，坏死灶外周有炎性细胞包绕，常见静脉炎、淋巴管炎和血栓形成。胰液及坏死组织液扩散至腹腔或经淋巴管进入胸腔，可产生化学性腹膜炎与胸膜炎，常继发细菌感染。

11.1.3　临床表现

急性胰腺炎根据临床表现轻重不一，分为轻症急性胰腺炎和重症急性胰腺炎两型。前者以胰腺水肿为主，临床多见，病情常呈自限性，预后良好。后者占少数，胰腺出现出血坏死，常继发感染、腹膜炎和休克等多种并发症，病死率高。

（1）轻型急性胰腺炎

1）腹痛：约95%以上的患者出现腹痛。腹痛是本病的主要表现和首发表现。腹痛常在胆石症发作不久或大量饮酒或暴饮暴食后突然出现，为上腹中部持续性钝痛、刀割样痛、钻痛或绞痛，可阵发性加剧，向腰背部呈带状放射，弯腰抱膝位可减轻疼痛，3~5天后缓解。

2）恶心、呕吐、腹胀：起病即伴有恶心、呕吐、腹胀，剧烈呕吐者可吐出胆汁或咖啡样液体。

3）发热：可有中度发热，少数为高热，一般持续3~5天。

4）水、电解质、酸碱平衡紊乱：多有轻重不等的脱水，呕吐频繁者可有代谢性酸中毒，可出现低血钠、低血氯等。

体征特点：上腹部有中度压痛，往往与主诉腹痛程度不相称。无腹肌紧张与反跳痛，均有不同程度的腹胀。

（2）重症急性胰腺炎

出血坏死型剧痛持续时间较长，呕吐剧烈，可出现肠麻痹，发热较高且持续不退，特别在胰腺或腹腔有继发感染时常呈弛张热，常出现并发症。

出血坏死型胰腺炎上腹部压痛显著，当胰腺或周围大片坏死、渗出或并发脓肿时，上腹可扪及肿块，并有肌紧张与反跳痛，出现腹膜炎时，则全腹显著压痛与腹肌紧张。因肠麻痹常有腹胀，肠鸣音稀少而弱。少数患者因胰酶及坏死组织液穿过筋膜与肌层渗入腹壁皮下，可见左腰部皮肤呈灰紫色或脐周皮肤青紫，为坏死性胰腺炎的特征性体征。胰液渗入腹腔及肠系膜或经腹膜后途径进入胸导管时，则产生腹膜炎与胸膜炎，胸腹水多呈血性或紫褐色，其中淀粉酶异常增高。在胆总管或壶腹嵌顿性结石、胰头炎症水肿压迫胆总管者，可出现黄疸。

(3) 并发症

1) 胰腺脓肿：一般在起病 2~3 周，因胰腺及胰周坏死继发细菌感染而成脓肿。表现为高热不退，持续腹痛，上腹部可有肿块，出现高淀粉酶血症等。

2) 假性囊肿：常在病后 3~4 周形成，是胰腺坏死组织或脓肿内容物在胰腺内、外液化积聚所致。囊壁为坏死、肉芽与纤维组织，无上皮覆盖，多位于胰尾。当囊壁破裂或有裂隙时，囊内胰液流入腹腔，是产生胰源性腹水的主要原因。

3) 休克：休克在重症胰腺炎常发生，常出现在病初数小时，提示胰腺大片坏死，也可逐渐出现或在有并发症时发生。患者表现为烦躁、皮肤苍白、湿冷、血压降低等。有极少数休克可突然发生，甚至猝死。

4) 水、电解质、酸碱平衡紊乱：几乎都有明显脱水与代谢性酸中毒，常伴低血钾、低血镁。

5) 多脏器衰竭：病后数天内可出现多种严重并发症如急性呼吸窘迫综合征、急性肾衰竭、消化道出血、心律失常或心力衰竭、脑病、DIC 等多器官功能衰竭。

6) 其他：还可引起败血症、糖尿病、血栓性静脉炎、皮下或骨髓脂肪坏死等。

11.1.4 临床诊断

根据上腹部剧烈疼痛、恶心、频繁呕吐、上腹部压痛等临床表现，血清淀粉酶和（或）尿淀粉酶显著增高，排除其他急腹症即可诊断，当血清淀粉酶超过正常 3 倍即可确诊。但淀粉酶增高的程度与病情的严重程度不完全成正比，有时胰腺已严重坏死，而血清淀粉酶测定正常甚至低于正常。

有胰腺坏死、假性囊肿、脓肿和（或）器官衰竭诊断为重症胰腺炎。

如有下列表现按重症胰腺炎处理：①烦躁不安、四肢厥冷、皮肤呈斑点状等休克症状；②有腹膜刺激征、Grey-Turner 征与 Cullen 征；③血钙低于 2mmol/L，血糖高于 11.2mmol/L（无糖尿病史），血、尿淀粉酶突然下降，有高淀粉酶活性的腹水。

相关实验室检查如下。

1）血淀粉酶：一般在起病6~12小时血清淀粉酶开始上升，48小时后开始下降，历时3~5天。血淀粉酶上升是胰腺炎的确诊依据。

2）尿淀粉酶：急性胰腺炎时尿淀粉酶也明显增高，常在发病后12~24小时开始增高，下降缓慢，持续1~2周。胰源性腹水和胸腔积液的淀粉酶浓度也可增高。

3）血清脂肪酶测定：急性胰腺炎时血清脂肪酶24~72小时升高，其升高的时间较晚，但特异性较高，可持续5~10天。因此血清脂肪酶的测定与血淀粉酶相比早期诊断不佳，但特异性强。当检测淀粉酶的适宜时间已过，检测血清脂肪酶对诊断有帮助。

4）腹部CT检查：胰腺非特异性增大，胰腺周围边缘不规则，重症胰腺炎可见胰腺周围组织消失，网膜囊和网膜脂肪变性，可见腹膜腔积液等。CT对急性胰腺炎的诊断、鉴别诊断、评估严重程度及邻近器官受累情况有重要价值，增强CT是诊断胰腺坏死的最好方法。

5）腹部超声波检查：急性胰腺炎时，可见胰腺肿大，胰内与周围边界组织回声异常；坏死区呈低回声，B超可了解胆囊、胆道情况，对并发腹膜炎、胰腺脓肿或囊肿的诊断也有帮助。

6）腹部X线平片："哨兵袢"和"结肠切割征"是胰腺炎的间接指征。X线还可发现肠麻痹或麻痹性肠梗阻及腹水征象。

11.2 灌肠技术在急性胰腺炎中的应用

技术一

方剂 小柴胡加减汤。

组成 柴胡10g 黄芩10g 胡黄连10g 制香附10g 枳壳10g 广郁金10g 蒲公英30g 金钱草30g 芒硝10g（冲） 姜半夏10g

用法 上药加水煎至200ml，滤渣取液150ml，待温度在25℃左右时，做高位保留灌肠，每天2次。

适应证 急性胰腺炎，症见上腹疼痛，左上腹和中上腹兼右上腹疼痛，恶心呕吐，舌苔黄，脉弦数。

说明 可根据病症适当加减。

技术二

方剂 大承气汤加减。

组成　生大黄30g（后下）　芒硝30g（冲）　枳实30g　莱菔子30g

用法　上药加水煎至200ml，滤渣取液150ml，待温度在25℃左右时，做高位保留灌肠，每天2次。

适应证　急性胰腺炎和急性出血坏死性胰腺炎，左上腹或中腹疼痛，伴有放射痛、恶心呕吐、便秘、巩膜黄染、墨菲征阳性、舌苔黄厚腻，脉沉弦滑。

说明　本方具有泻热导滞，通里攻下的功效。治疗急性胰腺炎有较好的疗效。

技术三

方剂　丹栀朴芍汤。

组成　栀子40g　丹皮40g　木香40g　厚朴40g　赤芍40g　芒硝15g（冲）

用法　上药加水煎煮，滤渣取液150ml，做高位保留灌肠，每天2次。

适应证　急性胰腺炎和急性出血坏死性胰腺炎，症见上腹部剧痛，疼痛向两侧腰部放射，伴有腹胀、恶心、呕吐等症。

说明　根据病症适当加减。

技术四

组成　番泻叶10g

用法　上药水煎或用开水浸泡，滤渣取液150ml，待温度在25℃左右时，做高位保留灌肠，每天2次。

适应证　急性胰腺炎由酒食或肥腻饮食诱发者，症见上腹部剧痛如刀割，伴有腹胀，恶心呕吐，吐出食物残渣，吐后病势不减，大便秘结，尿赤，口苦，苔浊，脉弦滑者。

说明　番泻叶具有泻热导滞，通里攻下之功效。对于多种细菌具有抑制作用，并有解痉的作用。用番泻叶水煎液治疗急性胰腺炎，有较高的疗效，而且安全可靠，价格低廉。

技术五

方剂　大柴胡加减汤。

组成　柴胡10~30g　大黄10~30g（后下）　黄芩15g　蒲公英30g　胡黄连10g　姜半夏10g　厚朴10~30g　川楝子10g　延胡索10g　赤芍12g　木香10g　槟榔10g　元明粉10~30g（冲）　甘遂1g（研冲）

用法　上方加水煎煮20分钟，滤去药渣取汁200ml，冲入元明粉和甘遂粉，做高位保留灌肠。

适应证 急性胰腺炎，症见上腹部剧烈疼痛、腹部压痛、肌紧张或反跳痛，恶心呕吐，大便秘结，舌质紫暗，苔黄腻，脉弦涩或滑数。

说明 本方具有泻热导滞、通里攻下之功效，治疗急性胰腺炎有较好的疗效，而且安全可靠。

技术六

方剂 急性胰腺炎灌肠汤。

组成 柴胡 10g 厚朴 10g 炒枳实 10g 白芍 15g 川楝子 15g 延胡索 15g 生大黄 30g 芒硝 30g 黄芩 12g 黄连 6g 甘草 3g

用法 上方加水煎煮 20 分钟，滤去药渣取汁 200ml，做高位保留灌肠。1~2 次/天，直至大便达 3~5 次/天为止。

适应证 急性胰腺炎，上腹部剧烈疼痛，腹部压痛，肌紧张或反跳痛，恶心呕吐，大便秘结。

说明 根据病症适当加减。

12 慢性肾小球肾炎

12.1 概述

12.1.1 概念

慢性肾小球肾炎简称慢性肾炎，是多种原因引起的主要累及双侧肾小球的免疫介导的炎症性疾病。慢性肾炎起病方式各有不同，以蛋白尿、血尿、高血压、水肿为基本临床特点，可有不同程度的肾功能减退。病情迁延，病变缓慢进展，最终将发展为慢性肾衰竭。慢性肾炎在我国是一种常见病、多发病，可发生于任何年龄，多见于青中年男性。

12.1.2 病因病机

（1）中医病因病机

1）风邪袭表：风为六淫之首，每夹寒或夹热，侵袭肺卫，肺失通调，风遏水阻，风水相搏，发为水肿。

2）疮毒内犯：肌肤患痈疡疮毒，未能表解宣透，热毒内归脾肺，导致津液气化失常，发为水肿。

3）外感水湿：久居湿地，冒雨涉水，水湿内侵，困遏脾阳，水无所制，发为水肿。

4）饮食不节：过食肥甘，嗜食辛辣，久则湿热中阻，损伤脾胃；或因生活饥馑，营养不足，脾气失养，以致脾运不健，脾失转输，水湿壅滞，发为水肿。

5）禀赋不足，久病劳倦：先天禀赋薄弱，肾气亏虚，膀胱开合不利，气化失常，水泛肌肤，发为水肿。或因劳倦过度，纵欲无节，久病产后，损伤脾肾，水湿输布失常，溢于肌肤，发为水肿。

本病基本病理变化为肺失通调，脾失转输，肾失开阖，三焦气化不利。病位在肺、脾、肾，而关键在肾。而肺、脾、肾三脏与水肿之发病，是以肾为本，以肺为标，而以脾为制水之脏，诚如《景岳全书·肿胀》指出："凡水肿等证，乃肺脾肾三脏相干之病，盖水为至阴，故其本在肾；水化于气，故其标在肺；水唯畏土；故其制在脾。今肺虚则气不化精而化水，脾虚则土不制水而反克，肾虚则水无所主而妄行。"病理因素为风邪、水湿、疮毒、瘀血。

(2) 西医病因病理

1）慢性肾炎的病因、病理类型不尽相同，目前尚不完全清楚，仅有少数慢性肾炎是由急性肾炎发展而来，可直接迁延或临床痊愈若干年后再发。一般认为，免疫机制是慢性肾炎的始发因素，在此基础上引起炎症反应，导致肾小球损伤。在慢性化病程中除免疫因素外，非免疫非炎症因素也占有重要作用。

2）病理：慢性肾炎可由多种病理类型引起，常见类型有系膜增生性肾小球肾炎（包括 IgA 和非 IgA 系膜增生性肾小球肾炎）、系膜毛细血管性肾小球肾炎、膜性肾病和局灶节段性肾小球硬化等，其中少数非 IgA 系膜增生性肾小球肾炎可由毛细血管内增生性肾小球肾炎（急性肾炎）转化而来。晚期肾萎缩，病理类型均可转化为硬化性肾小球肾炎。

12.1.3　临床表现

本病多数起病缓慢、隐袭。早期患者可有乏力、疲倦、食欲不振，腰部疼痛，水肿可有可无，一般不严重，血压可正常或轻度升高。实验室检查多为轻度尿异常，尿蛋白常在 1~3g/d，尿沉渣镜检红细胞可增多，可见管型。肾功能正常或轻度受损，表现为肌酐清除率下降或轻度氮质血症。此阶段可持续数年，甚至数十年。病情迁延，时轻时重，多数患者肾功能呈慢性渐进性损害，病理类型是其重要因素，如系膜毛细血管性肾小球肾炎进展较快，膜性肾病进展常较慢。随着肾功能逐渐恶化可出现贫血、血压增高等。高血压和尿蛋白是加速肾小球硬化、促进肾功能恶化的重要因素。

因病理类型及病期不同，临床表现呈多样性，个体间差异较大，有的患者可无明显临床症状。有的患者以某一表现突出，易造成误诊。部分患者血压（特别是舒张压）持续性中等以上程度升高，如血压控制不好，预后较差；部分患者因感染、劳累或用肾毒性药物等呈急性发作或病情急骤恶化。慢性肾炎病久易发展成慢性肾衰竭。

12.1.4　临床诊断

凡尿化验异常（蛋白尿、血尿、管型尿）、水肿及高血压病史达 1 年以上，无论有无肾功能损害均应考虑此病，在除外继发性肾小球肾炎及遗传性肾小球肾炎后，临床上可诊断为慢性肾炎。

12.2　灌肠技术在慢性肾小球肾炎中的应用

技术一

方剂　知柏地黄加减汤。

组成 生地24g 山药15g 女贞子12g 茯苓20g 丹皮12g 泽泻20g 黄柏12g 知母10g 滑石30g 甘草10g 牛膝12g 车前子10g（包煎）

用法 上药以水浸泡半小时，煎煮半小时，滤去药渣取汁200ml，保留灌肠。

适应证 用于慢性肾炎，肝肾阴虚。症见水肿不甚，腰膝酸软，头晕头痛，手足心热，舌红少苔，脉沉细数，尿蛋白不消等。

说明 采用灌肠治疗慢性肾炎，可以清除结肠内和肠黏膜上的有害代谢产物，是治疗本病的一个重要方法，临床疗效好。

技术二

方剂 肾炎灌肠方。

组成 生地24g 百合24g 白芍24g 麦冬12g 牡蛎15g 龟板15g 鳖甲15g 茯苓24g 焦三仙各10g 莱菔子12g 知母12g 黄柏12g 泽泻20g 黄连5g 黄芩10g

用法 上药以水浸泡半小时，煎煮半小时，滤去药渣取汁200ml，保留灌肠。

适应证 用于肾炎合并心包膜积水者。

说明 采用结肠灌注治疗慢性肾炎，临床疗效好。本方有明显的消炎利水作用。

13 慢性肾衰竭

13.1 概述

13.1.1 概念

慢性肾衰竭（CRF）是指由慢性肾疾病引起的肾小球滤过率（GFR）下降，出现与此相关的代谢紊乱和临床综合征。美国成人慢性肾衰竭的患病率约为7.6%，我国慢性肾衰竭的患病率有待进一步研究。慢性肾衰竭已是人类死亡的主要原因之一。中药保留灌肠对于恢复部分肾功能具有实用价值，选用攻补兼施，寒温并用，泻涩同投的药方，能清除潴留的氮质及各种尿素氮毒素，使之随大便缓泻，如大黄、附子相配能使尿毒素下降约10.7mmol/L，证明寒温并用整体论治在肾衰竭尿毒症灌肠疗法中是不可忽视的。

13.1.2 病因病机

（1）中医病因病机

1）风邪袭表：风为六淫之首，夹寒或夹热，侵袭肺卫，肺失通调，风遏水阻，风水相搏，发为水肿。

2）疮毒内犯：肌肤患痈疡疮毒，未能表解宣透，热毒内归脾肺，导致津液气化失常，发为水肿。

3）外感水湿：久居湿地，冒雨涉水，水湿内侵，困遏脾阳，水无所制，发为水肿。

4）饮食不节：过食肥甘，嗜食辛辣，久则湿热中阻，损伤脾胃；或因生活饥馑，营养不足，脾气失养，以致脾运不健，脾失转输，水湿壅滞，发为水肿。

5）禀赋不足，久病劳倦：先天禀赋薄弱，肾气亏虚，膀胱开合不利，气化失常，水泛肌肤，发为水肿。或因劳倦过度，纵欲无节，损伤脾肾，水湿输布失常，溢于肌肤，发为水肿。

综上所述，其基本病理变化为肺失通调，脾失转输，肾失开阖，三焦气化不利。病位在肺、脾、肾，而关键在肾。而肺脾肾三脏与水肿之发病，是以肾为本，以肺为标，而以脾为制水之脏，诚如《景岳全书·肿胀》指出："凡水肿等证，乃肺脾肾三脏相干之病，盖水为至阴，故其本在肾；水化于气，故其标在肺；水唯畏土；故其制在脾。今肺虚则气不化精而化水，脾虚则土不制水而反克，肾虚则水无所主而妄行。”病理因素为风邪、水湿、疮毒、瘀血。

（2）西医病因病理

1）病因：引起慢性肾衰竭的病因主要有原发性肾小球病（慢性肾小球肾炎、肾病综合征等）、糖尿病肾病、高血压肾小动脉硬化、继发性肾小球肾炎、肾小管间质病变（慢性肾盂肾炎、慢性尿酸性肾病、梗阻性肾病、药物性肾病等）、肾血管病变、遗传性肾病（如多囊肾、遗传性肾炎）等。在发达国家，糖尿病肾病、高血压肾小动脉硬化已成为慢性肾衰竭的主要病因，在发展中国家，常见原因仍是慢性肾小球肾炎、肾病综合征、慢性肾盂肾炎等，糖尿病肾病、高血压肾小动脉硬化近年有明显增高趋势。

2）病理：慢性肾衰竭进展的发病可能与下列机制有关：①慢性肾衰竭时残余肾单位肾小球出现高灌注和高滤过状态是导致肾小球硬化和残余肾单位进一步丧失的重要原因之一；②慢性肾衰竭时残余肾单位肾小管高代谢状况，是肾小管萎缩、间质纤维化和肾单位进行性损害的重要原因之一；③细胞因子和生长因子在慢性肾衰竭进展中起一定作用；④细胞凋亡可能在慢性肾衰竭进展中起某种作用；⑤醛固酮过多也参与肾小球硬化和间质纤维化的过程。

13.1.3 临床表现

慢性肾衰竭的临床表现复杂，阶段不同，其临床表现也各异。早期患者可以无任何症状，或仅有乏力、腰酸、夜尿增多等轻度不适。中、晚期症状明显，主要表现为：①水电解质酸碱平衡紊乱；②蛋白质、糖类、脂肪和维生素的代谢紊乱；③全身各系统有三大方面的表现，最终可因代谢性酸中毒、严重高钾血症、急性心力衰竭、消化道出血、中枢神经系统障碍等危及生命。

（1）水、电解质、酸碱平衡紊乱

1）水紊乱：可呈水钠潴留，表现为不同程度水肿和（或）体腔积液，易血压升高、左心功能不全和脑水肿；有时也可为低血容量和低钠血症，表现为低血压和脱水。

2）电解质紊乱：可出现缺钠性低钠血症，也可出现稀释性低钠血症；易于出现高钾血症，尤其当钾摄入过多、酸中毒、感染、创伤、消化道出血等情况发生时；也可出现低钾血症。常有轻度高镁血症，患者常无任何症状；低镁血症也偶可出现。晚期（GFR<20ml/min）才会出现高磷血症、低钙血症。

3）酸碱平衡紊乱：易出现代谢性酸中毒，表现为食欲不振、呕吐、虚弱无力、呼吸深长等。

（2）蛋白质、糖类、脂肪和维生素的代谢紊乱

1）蛋白质代谢紊乱：一般表现为氮质血症，也可有血清清蛋白水平下降、血浆和组织必需氨基酸水平下降等。

2）糖代谢异常：主要表现为糖耐量减低和低血糖症两种情况，前者多见，但一般较少出现自觉症状。

3）血脂异常：常见，其中多数患者表现为轻到中度高三酰甘油血症。

4）维生素代谢紊乱：常见，如血清维生素A水平增高、维生素B_6及叶酸缺乏等。

（3）全身各系统表现

1）心血管系统表现：心血管病变是慢性肾衰竭患者的主要并发症之一和最常见的死因，占尿毒症死因的45%~60%，常表现为高血压和左心室肥厚、心力衰竭、尿毒症性心肌病、心包积液、血管钙化和动脉粥样硬化等。心力衰竭是尿毒症患者最常见死亡原因。

2）呼吸系统表现：体液过多或酸中毒时均可出现气短、气促，严重酸中毒可致呼吸深长。

3）胃肠道表现：胃肠道表现常是最早、最常见的症状，主要表现有食欲不振、恶心、呕吐、口腔有尿味及消化道出血，消化道出血多是由于胃黏膜糜烂或消化性溃疡引起。

4）血液系统表现：主要表现为肾性贫血和晚期出血倾向。慢性肾衰竭的患者也有以贫血为首诊，一般为轻、中度贫血。

5）神经肌肉系统表现：早期症状可有疲乏、失眠、注意力不集中等，其后会出现性格改变、抑郁、记忆力减退、判断力降低，晚期出现周围神经病变、精神或意识改变。

6）内分泌功能紊乱：可出现肾、脑及外周内分泌功能紊乱的表现。

7）骨骼病变：肾性骨病相当常见，包括纤维囊性骨炎、骨生成不良、骨软化症及骨质疏松症。

13.1.4 临床诊断

慢性肾衰竭的诊断除症状和体征外主要依靠肾功能的检查，其诊断与分期见表1，也要重视血电解质、矿物质（K、Na、Cl、Ca、P等）、动脉血液气体分析和影像学等检查。

表1 我国慢性肾衰竭分期

慢性肾衰竭分期	肌酐清除率（ml/min）	血肌酐（μmol/L）
肾功能代偿期	50~80	133~177
肾功能失代偿期	20~50	186~442
肾衰竭期	10~20	451~707
尿毒症期	<10	≥707

13.2 灌肠技术在慢性肾衰竭中的应用

技术一

方剂 大黄降浊汤。

组成 大黄（后下）15g 蒲公英30g 海藻15g 牡蛎30g 草果10g

用法 药煎汤取汁300ml，做高位保留灌肠，也可用做结肠透析。

适应证 慢性肾衰竭，水肿，头晕目眩，食少，尿少，恶心呕吐，口有尿味。

说明 采用结肠灌注治疗慢性肾衰竭，可以清除结肠内和肠黏膜上的有害代谢产物和毒素，是20世纪80年代以来治疗本病的一个重要方法，临床疗效好。

技术二

方剂 肾衰竭灌肠方。

组成 大黄30g 黄芪20g 煅牡蛎30g 茯苓30g

用法 药物水煎2次兑150～200ml，将药液加热至37℃后灌肠，根据患者的年龄和耐受能力调节药液滴速，一般70～100滴/分。灌肠后抬高臀部，左侧卧位保留30～60分钟，每天2次，30天为1个疗程。

适应证 本方适合早、中、晚期肾功能不全，特别是慢性肾功能不全的肾衰竭及尿毒症期血肌酐在1000μmol/L之上的患者，以及急性肾炎、肾病综合征等引起的重度水肿及肝腹水患者，以及电解质紊乱、代谢性酸中毒引起的恶心、呕吐、脘腹胀满等胃肠功能紊乱患者。

说明 本方法利用结肠自身潜在的吸收和排泄功能，清除结肠内和肠黏膜上的有害代谢产物和毒素，以快速降低血肌酐、尿素氮、血尿酸，调节水、电解质平衡，从而达到“非透析疗法”治疗肾衰竭、尿毒症的目的。

技术三

方剂 附子大黄芒硝牡蛎汤。

组成 附片（先煎）、大黄（后下）各30g 芒硝（冲）20g 牡蛎60g

用法 上药加水煎煮，滤汁取200ml。待药液温度降至40℃左右时，做保留灌肠。每天1次，10天为1个疗程。灌肠后，每天排便2次为佳。

适应证 慢性肾衰竭尿毒症（阴虚热毒型和气阴两虚型）。症见头晕，目眩，耳鸣，目涩，乏力短气，心悸阵作，口干喜饮，口中有尿味或金属味，时感恶心，心烦少寐，舌红，苔薄黄，脉细数，或舌红少苔，脉细弱。阴虚热毒型可去附子。

说明　同技术二。

技术四

方剂　大黄附子细辛汤。

组成　大黄 10g　附子（先煎）10g　细辛 6g

用法　上 3 味药加水 1000ml，煎成 300ml，用封闭式点滴法灌肠或连续滴注法做结肠透析。

适应证　慢性肾衰竭尿毒症（阳虚寒湿型），症见腹胀、腹痛、水肿不消。

说明　同技术二。

技术五

方剂　黄芪益母草大黄当归汤。

组成　黄芪 60g　益母草 15g　大黄 10g　当归 12g　半边莲 15g

用法　上方煎汤，取药液 250ml，做封闭式点滴灌肠，或研成细末每次取 10g，水煎 30ml，做直肠推注灌肠疗法。应用本方灌肠治疗 20 天后，血、尿肌酐、尿素氮均可明显下降。

适应证　慢性肾衰竭，血和尿肌酐、尿毒氮均增高，排尿不利，证属脾肾虚弱，舌质淡暗，脉沉弱者。

说明　同技术二。

技术六

方剂　化痰陷浊汤。

组成　当归 20g　川芎 15g　首乌 15g　黄芪 30g　益母草 10g　枸杞子 10g　防己 10g　大黄 10g　丹参 20g

用法　上药煎汤取药汁 300ml 灌肠，亦可做结肠透析疗法。

适应证　慢性肾衰竭尿毒症。症见水肿、麻木、心悸、胸闷、头晕，尿素氮增高，二氧化碳结合力下降。

说明　同技术二。

技术七

方剂　大黄六月雪汤。

组成　生（制）军 5~15g　六月雪 30g　党参 30g　丹参 15g　仙灵脾 30g

用法　药物水煎 2 次兑 150~200ml，将药液加热至 37℃后灌肠，根据患者的年龄和耐受能力调节药液滴速，一般70~100滴/分钟。灌肠后抬高臀部，左侧卧位保留30~60分钟。每天2次，30天为1个疗程。

适应证　适用于尿毒症脾肾气阴两虚。

说明　同技术二。

技术八

方剂　大黄牡蛎参仲蛇草汤。

组成　生（制）军5~15g　牡蛎30g　丹参15g　杜仲30g　蛇舌草30g

用法　上药加水煎煮，滤汁取200ml。待药液温度降至40℃左右时，做保留灌肠。每天1次，10天为1个疗程。

适应证　适用于尿毒症肝肾阴虚。

说明　同技术二。

技术九

方剂　大黄牡蛎参仲附子汤。

组成　生（制）军5~15g　牡蛎30g　丹参15g　杜仲30g　炮附子5~10g

用法　上药加水煎煮，滤汁取200ml。待药液温度降至40℃左右时，做保留灌肠。每天1次，10天为1个疗程。

适应证　适用于尿毒症阴阳两虚。

说明　同技术二。

14 慢性前列腺炎

14.1 概述

14.1.1 概念

慢性前列腺炎包括慢性细菌性前列腺炎和非细菌性前列腺炎。其中慢性细菌性前列腺炎主要为病原体感染，以逆行感染为主，病原体主要为葡萄球菌属，常有反复的尿路感染发作病史或前列腺按摩液中持续有致病菌存在。非细菌性前列腺炎是多种复杂的原因和诱因引起的炎症、免疫、神经内分泌参与的错综的病理变化，导致以尿道刺激症状和慢性盆腔疼痛为主要临床表现，而且常合并精神心理症状的疾病。

14.1.2 病因病机

（1）中医病因病机

1）外感湿热：因下阴不洁，秽浊之邪上犯膀胱，或由小肠邪热、心经火热、下肢丹毒等他脏外感之热邪传入下焦。

2）饮食不节：多食辛热肥甘之品，或嗜酒太过，脾胃运化失常，积湿生热，下注膀胱。

3）情志失调：情志不遂，肝气郁结，膀胱气滞，或气郁化火，气火郁于膀胱，导致淋证。

4）禀赋不足或劳伤久病：禀赋不足，或久病劳伤，房事不节，多产多育，或久淋不愈，耗伤正气，或脾肾气虚，膀胱易感受外邪，而致本病。

综上所述，淋证病位在膀胱与肾，且与肝脾有关。淋证基本病理变化为湿热蕴结下焦，肾与膀胱气化不利。

淋证病理因素主要为湿热之邪。淋证的病理性质有实、有虚，且多见虚实夹杂之证。初起多因湿热为患，正气尚未虚损，故多属实证。但淋久易致脾肾两虚，而由实转虚。如邪气未尽，正气渐伤，或虚体受邪，则成虚实夹杂之证。因此，淋证多以肾虚为本，膀胱湿热为标。

（2）西医病因病理

1）病因：有感染性和非感染性两种因素。感染性因素中主要致病菌有大肠埃希菌、类白喉杆菌及淋球菌等，主要途径是经尿道逆行感染。非感染性因素可见于经常性过多饮酒和前列腺过度充血，如性生活过度、性交中断、频繁手淫、会阴部长期受压等。

2）病理：表现为部分或整个前列腺腺泡、腺管、间质呈炎症反应，并有多形核细胞聚集，淋巴细胞核巨噬细胞的组织浸润及小脓肿形成等。排尿不畅，感染的尿液可经前列腺管逆流至前列腺组织内形成微结石，使感染难以控制。

14.1.3 临床表现

主要表现为排尿异常，尿道滴白，前阴、会阴、腰骶部疼痛不适，性功能障碍和神经衰弱等症状，是男性不育的常见原因之一。

（1）慢性细菌性前列腺炎

有反复发作的下尿路感染症状，如尿频、尿急、尿痛、排尿烧灼感，排尿困难、尿潴留，后尿道、肛门、会阴区坠胀不适。持续时间超过 3 个月。

（2）慢性非细菌性前列腺炎

主要表现为骨盆区域疼痛，可见于会阴、阴茎、肛周部、尿道、耻骨部或腰骶部等部位。排尿异常可表现为尿急、尿频、尿痛和夜尿增多等。由于慢性疼痛久治不愈，患者生活质量下降，并可能有性功能障碍、焦虑、抑郁、失眠、记忆力下降等。

14.1.4 临床诊断

结合病史、症状和全面的体格检查（包括直肠指检）、尿液和前列腺按摩液常规检查。推荐应用 NIH 慢性前列腺炎症状指数进行症状评分。推荐“两杯法”或“四杯法”进行病原体定位试验。为明确诊断及鉴别诊断，可选择的检查有精液分析或细菌培养、前列腺特异性抗原、尿细胞学、经腹或经直肠 B 超（包括残余尿测定）、尿流率、尿动力学、CT、MRI、尿道膀胱镜检查和前列腺穿刺活检等。

（1）体征

直肠指检可了解前列腺大小、质地、有无结节、有无压痛及其范围与程度，盆底肌肉的紧张度、盆壁有无压痛，按摩前列腺获得前列腺液。

（2）实验室检查

1）前列腺按摩液（EPS）常规检查：正常的 EPS 中白细胞<10 个/HP，卵磷脂小体均匀分布于整个视野，pH 为 6.3～6.5，红细胞和上皮细胞不存在或偶见。当白细胞>10 个/HP，卵磷脂小体数量减少，有诊断意义。

2）尿常规分析及尿沉渣检查：尿常规分析及尿沉渣检查是排除尿路感染、

诊断前列腺炎的辅助方法。

3）细菌学检查：慢性前列腺炎推荐“两杯法”或“四杯法”病原体定位试验。

4）其他病原体检查：包括沙眼衣原体和支原体检查。

5）B超：尽管前列腺炎患者B超检查可以发现前列腺回声不均，前列腺结石或钙化，前列腺周围静脉丛扩张等表现，但目前仍然缺乏B超诊断前列腺炎的特异性表现，也无法利用B超对前列腺炎进行分型。

6）尿动力学：①尿流率，尿流率检查可以大致了解患者排尿状况，有助于前列腺炎与排尿障碍相关疾病进行鉴别；②尿动力学检查，可以发现膀胱尿道功能障碍。

14.2 灌肠技术在慢性前列腺炎中的应用

技术一

方剂 前列康汤。

组成 赤芍30g 丹皮30g 穿山甲30g 皂角刺30g 三棱20g 莪术20g 紫花地丁30g 黄柏30g 败酱草30g 牛膝30g

用法 上药用冷水浸泡30分钟，再煎煮30分钟，每剂煎2次，将2次药液混合过滤取汁约200ml，做直肠保留灌肠，留药渣热敷会阴部。

适应证 用于前列腺炎慢性炎症及肥大，尿频、尿痛，舌暗苔腻，属血瘀热结者。

说明 本方以活血化瘀、清热利湿、消肿开结为治疗原则，根据临床症状轻重酌情加减。灌肠液的温度，应为38~41℃。避免温度过低（低于38℃），肠道受冷刺激发生紧张性收缩；或温度过高（高于41℃）而致肠道充血，刺激肠道平滑肌。

技术二

方剂 柴芍地杞当归汤。

组成 柴胡10g 白芍30g 生地12g 枸杞子10g 当归12g 川楝子10g 炮甲珠10g 紫花地丁15g 山药30g 半枝莲15g 甘草梢6g

用法 将上药水煎，去渣，过滤，取汁约300ml做保留灌肠，留药渣再煎煮，取汤熏洗会阴部。

适应证 用于前列腺炎慢性炎症及肥大，尿频、尿痛，舌红苔腻，因下焦湿热蕴积者。

说明 本方以活血化瘀、清热利湿、解痉镇痛、消肿开结为治疗原则，根据临床症状轻重酌情加减。灌肠液的温度，应为38～41℃。避免温度过低（低于38℃），肠道受冷刺激发生紧张性收缩；或温度过高（高于41℃）而致肠道充血，刺激肠道平滑肌。

技术三

方剂 柴芍地归藻昆汤。

组成 柴胡10g 白芍30g 生地12g 当归12g 黄柏10g 肉桂4g 海藻10g 昆布10g 莪术10g 蜣螂虫10g

用法 上药用冷水浸泡30分钟，再煎煮30分钟，每剂煎2次，将2次药液混合过滤取汁约200ml，做直肠保留灌肠，留药渣热敷会阴部。

适应证 用于气滞血瘀形成的前列腺增生，表现为小便不尽，少腹拘痛，尿浊者。

说明 本方以理气活血、清热利湿、解痉镇痛、消肿开结为原则，根据临床症状轻重酌情加减。灌肠液的温度，应为38～41℃。避免温度过低（低于38℃），肠道受冷刺激发生紧张性收缩；或温度过高（高于41℃）而致肠道充血，刺激肠道平滑肌。

技术四

方剂 清热利湿灌肠汤。

组成 制南星15g 天花粉15g 白芷15g 皂角刺15g 法半夏12g 穿山甲15g 金银花10g 紫花地丁15g 莪术10g 萆薢10g 苍术10g 厚朴10g 黄柏10g

用法 上药用冷水浸泡30分钟，再煎煮30分钟，每剂煎2次，将2次药液混合过滤取汁约200ml，做直肠保留灌肠，留药渣热敷会阴部。2周为1个疗程。

适应证 用于前列腺炎慢性炎症及肥大，尿频、尿痛，舌红苔腻，因下焦湿热蕴积者。

说明 本方以活血化瘀、清热利湿、消肿开结为治疗原则，根据临床症状轻重酌情加减。灌肠液的温度，应为38～41℃。避免温度过低（低于38℃），肠道受冷刺激发生紧张性收缩；或温度过高（高于41℃）而致肠道充血，刺激肠道平滑肌。

技术五

方剂 前列腺炎灌肠汤。

组成 肉桂 10g 牛膝 30g 丹参 30g 鱼腥草 30g 莪术 20g

用法 上药用冷水浸泡 30 分钟，再煎煮 30 分钟，每剂煎 2 次，将 2 次药液混合过滤取汁约 200ml，做直肠保留灌肠，留药渣热敷会阴部。

适应证 用于前列腺炎慢性炎症及肥大，尿频、尿痛者。

说明 本方以活血化瘀、清热利湿、解痉镇痛为治疗原则，根据临床症状轻重酌情加减。灌肠液的温度，应为 38~41℃。避免温度过低（低于 38℃），肠道受冷刺激发生紧张性收缩；或温度过高（高于 41℃）而致肠道充血，刺激肠道平滑肌。

技术六

方剂 乳没归断鸡血藤汤。

组成 乳香 30g 没药 30g 当归 30g 续断 30g 鸡血藤 50g

用法 上药用冷水浸泡 30 分钟，再煎煮 30 分钟，每剂煎 2 次，将 2 次药液混合过滤取汁约 200ml，做直肠保留灌肠，留药渣热敷会阴部。

适应证 用于前列腺炎慢性炎症及肥大，尿频、尿痛，舌红苔腻，属血瘀者。

说明 本方以活血化瘀、消肿开结为治疗原则，根据临床症状轻重酌情加减。灌肠液的温度，应为 38~41℃。避免温度过低（低于 38℃），肠道受冷刺激发生紧张性收缩；或温度过高（高于 41℃）而致肠道充血，刺激肠道平滑肌。

技术七

方剂 解毒活血汤。

组成 白花蛇舌草 20g 蒲公英 20g 败酱草 20g 土茯苓 20g 赤芍 10g 王不留行 10g 桃仁 6g 大黄 6g

用法 上药用冷水浸泡 30 分钟，再煎煮 30 分钟，每剂煎 2 次，将 2 次药液混合过滤取汁约 100ml，做直肠保留灌肠，留药渣热敷会阴部。

适应证 用于前列腺炎慢性炎症及肥大，尿频、尿痛，舌红苔腻，因下焦湿热蕴积者。

说明 本方以清热解毒、活血化瘀、解痉镇痛为治疗原则，根据临床症状轻重酌情加减。灌肠液的温度，应为 38~41℃。避免温度过低（低于 38℃），肠道受冷刺激发生紧张性收缩，或温度过高（高于 41℃）而致肠道充血，刺激肠道平滑肌。

技术八

方剂 活血消肿汤。

组成 地榆 25g 夏枯草 25g 王不留行 30g 白花蛇舌草 50g 败酱草 50g

橘核 50g 肉桂、三棱、莪术、川楝子、穿山甲各 15g 乌药 20g 甘草 10g

用法 上药用冷水浸泡 30 分钟，再煎煮 30 分钟，每剂煎 2 次，将 2 次药液混合过滤取汁约 200ml，做直肠保留灌肠，留药渣热敷会阴部。

适应证 用于前列腺炎慢性炎症及肥大，尿频、尿痛，舌红苔腻，因下焦湿热蕴积者。

说明 本方以活血化瘀、清热利湿、解痉镇痛、消肿开结为治疗原则，根据临床症状轻重酌情加减。灌肠液的温度，应为 38~41℃。避免温度过低（低于 38℃），肠道受冷刺激发生紧张性收缩；或温度过高（高于 41℃）而致肠道充血，刺激肠道平滑肌。

技术九

方剂 解毒化瘀利尿汤。

组成 地锦草、蒲公英、紫花地丁各 30g 白茅根、石韦各 20g 皂刺 12g 穿山甲 9g

用法 上药用冷水浸泡 30 分钟，再煎煮 30 分钟，每剂煎 2 次，将 2 次药液混合过滤取汁约 200ml，做直肠保留灌肠，留药渣热敷会阴部。

适应证 用于前列腺炎慢性炎症及肥大，尿频、尿痛，舌红苔腻，因下焦湿热蕴积者。

说明 本方以清热解毒、活血化瘀、消肿开结为治疗原则，根据临床症状轻重酌情加减。灌肠液的温度，应为 38~41℃。避免温度过低（低于 38℃），肠道受冷刺激发生紧张性收缩；或温度过高（高于 41℃）而致肠道充血，刺激肠道平滑肌。

技术十

方剂 理气清热消肿汤。

组成 威灵仙 20g 柴胡、橘核、荔枝核、三棱、通草各 10g 没药、野菊花、白花蛇舌草、王不留行、黄连各 30g

用法 上药用冷水浸泡 30 分钟，再煎煮 30 分钟，每剂煎 2 次，将 2 次药液混合过滤取汁约 200ml，做直肠保留灌肠，留药渣热敷会阴部。

适应证 用于前列腺炎慢性炎症及肥大，尿频、尿痛，舌红苔腻，因气滞热结者。

说明 本方以消肿开结、理气化瘀、清热利湿为治疗原则，根据临床症状轻重酌情加减。灌肠液的温度，应为 38~41℃。避免温度过低（低于 38℃），肠道受冷刺激发生紧张性收缩，或温度过高（高于 41℃）而致肠道充血，刺激肠道平滑肌。

15 支气管哮喘

15.1 概述

15.1.1 概念

支气管哮喘简称哮喘，是由多种细胞（如嗜酸粒细胞、肥大细胞、T 淋巴细胞、中性粒细胞、气道上皮细胞等）和细胞组参与的气道慢性炎症性疾病。这种慢性炎症与气道高反应性相关，通常出现广泛多变的可逆性气流受限，并引起反复发作性的喘息、气急、胸闷或咳嗽等症状，常在夜间和（或）清晨发作、加剧，多数患者可自行缓解或经治疗缓解。一般认为患病率发达国家高于发展中国家，城市高于农村，儿童高于青壮年，老年人群有增高的趋势，成人男女患病率大致相同，约 40% 的患者有家族史。支气管哮喘如诊治不及时，病久可产生气道不可逆性缩窄和气道重塑。因此，合理的防治至关重要。

15.1.2 病因病机

（1）中医病因病机

哮病的发生为痰伏于肺，每因外邪侵袭，饮食不当，体虚病后等诱发，以致痰阻气道，肺气宣降失常而发病。

1）外邪侵袭：外感风寒或风热之邪，未能及时表散，邪蕴于肺，壅阻肺气，气不布津，聚液为痰。或因吸入烟尘、花粉、动物毛屑等，影响肺气的宣降，津液凝聚，痰浊内蕴，可导致哮病。

2）饮食不当：贪食生冷，寒饮内停，或嗜食酸咸甘肥，积痰蒸热，或进食海膻发物，以致脾失健运，痰浊内生，上干于肺，壅阻气道而致哮病。

3）体虚病后：素质不强，易受外邪侵袭，或病后体弱，如幼年患麻疹、顿咳等病证，或反复感冒，咳嗽日久均可导致肺虚。肺气不足，阳虚阴盛，气不化津，痰饮内生，或阴虚火盛，热蒸液聚，痰热胶固，均可致哮。

一般而言，素质不强者多以肾为主，而病后所致者多以肺为主。

哮证的病理因素以痰为主，如朱丹溪说“哮喘专主于痰”。痰的产生主要由于肺不能布散津液，脾不能运化精微，肾不能蒸化水液，以致津液凝聚成痰，伏藏于肺，成为发病的“夙根”。如遇气候突变、饮食不当、情志失调、劳累等诱因，均可引起发作。

发作期的基本病理变化为“伏痰”遇感引触，痰随气升，气因痰阻，相互搏结，壅塞气道，肺管狭窄，通畅不利，肺气宣降失常，引动停积之痰，而致痰鸣如吼，气息喘促。

(2) 西医病因病理

哮喘的病因和发病机制十分复杂，目前还不完全清楚。先天过敏体质及外界环境是发病的危险因素，可能造成免疫-炎症反应、神经调节失调和气道高反应性，它们相互作用，促成疾病的发生发展。

1）病因：

遗传：目前有研究表明存在有与气道高反应性、IgE 调节和特应性反应相关的基因，这些基因在哮喘的发病中起着重要作用。许多调查资料也显示，哮喘患者亲属患病率高于群体患病率，并且亲缘关系越近，患病率越高；患者病情越严重，其亲属患病率也越高，表明和遗传有关。

环境因素：主要是一些激发因素。①特异和非特异性吸入物：如尘螨、花粉、真菌、动物毛屑、二氧化硫、氨气等；②感染：如细菌、病毒、原虫、寄生虫等；③食物：如鱼、虾、蟹、蛋类、牛奶、桃等；④药物：如普萘洛尔、阿司匹林等；⑤气候变化、运动、妊娠等都可能是哮喘的激发因素。

2）病理：

免疫-炎症机制：体液和细胞免疫均参与哮喘的发病，在反应过程中通过特异性 IgE，可发生典型的变态反应。慢性非特异性炎症反应是哮喘的病理基础，是免疫过程中多种炎症细胞、炎症介质和细胞因子参与的相互作用的结果，最终导致平滑肌收缩、黏液分泌增加、血管通透性增高和炎症细胞浸润等，从而产生哮喘的临床症状。

神经机制：神经因素也被认为是哮喘发病的重要环节。支气管哮喘与 β-肾上腺素受体功能低下和迷走神经张力亢进有关，可能存在有 α-肾上腺素能神经的反应性增加。非肾上腺素能非胆碱能神经系统能释放舒张支气管平滑肌的神经介质及收缩支气管平滑肌的介质，当两者平衡失调时引起支气管平滑肌收缩。

气道高反应性：是指气道对各种刺激因子出现过强或过早的收缩反应，是支气管哮喘患者发生发展的另一个重要因素，是支气管哮喘患者的共同病理生理特征。当气道受到变应原或其他刺激后，由于炎症，气道上皮的损害和上皮下神经末梢的裸露等而导致气道高反应性。AHR 常有家族倾向，受遗传因素的影响。除支气管哮喘外，长期吸烟、接触臭氧、病毒性上呼吸道感染、慢性阻塞性肺疾病等也可出现 AHR。

总之哮喘的发病因素互相作用，机制十分复杂，有待进一步研究。

15.1.3 临床表现

（1）症状

哮喘的症状为发作性伴有哮鸣音的呼气性呼吸困难或发作性胸闷和咳嗽，常伴有干咳或咳大量白色泡沫痰。症状可在数分钟内发作，持续数小时至数天，用支气管舒张药缓解或自行缓解。某些患者在缓解数小时后可再次发作。部分患者发作前有咳嗽、打喷嚏等上呼吸道黏膜过敏先兆。夜间及凌晨发作和加重常是哮喘的特征之一。

有时咳嗽可为唯一的症状称为咳嗽变异型哮喘。有些青少年的哮喘症状表现为运动时出现胸闷、咳嗽和呼吸困难，称为运动性哮喘。

（2）体征

发作时胸廓饱满，两肺语颤减弱，叩诊过清音，呈过度充气状态，听诊呼气音延长，有广泛的哮鸣音。但轻度哮喘或非常严重哮喘发作可无哮鸣音。严重哮喘患者端坐呼吸，可出现心率明显增快，奇脉、胸腹反常运动和发绀等。非发作期体检可无异常。

根据变应原吸入后哮喘发生的时间，可分为速发型哮喘反应（IAR）、迟发型哮喘反应（LAR）和双相型哮喘反应（OAR）。IAR几乎在吸入变应原的同时立即发生反应，15~30分钟达到高峰，2小时后逐渐恢复正常。LAR约6小时发病，持续时间长，可达数天，而且临床症状重，常呈持续性哮喘表现，肺功能损害严重而持久，LAR是由于气道慢性炎症反应的结果。

（3）并发症

发作时可并发气胸、纵隔气肿、肺不张。长期反复发作和感染可并发慢性支气管炎、肺气肿、支气管扩张、间质性肺炎、肺纤维化和肺源性心脏病。

15.1.4 临床诊断

（1）诊断标准

1）反复发作喘息、气急、胸闷或咳嗽，多与一些激发因素的刺激有关。

2）发作时在双肺可闻及散在或弥漫性的呼气性哮鸣音，呼气延长。

3）上述表现可经治疗缓解或自行缓解。

4）除外其他疾病所引起的喘息、气急、胸闷和咳嗽。

5）临床表现不典型者（如无明显喘息或体征）应具有下列三项中至少一项阳性：①支气管激发试验或运动试验阳性；②支气管舒张试验阳性；③昼夜PEF变异率≥20%。

符合1)~4)条或4)、5)条者，可以诊断为支气管哮喘。

（2）支气管哮喘的分期及控制水平分级

支气管哮喘分为急性发作期、非急性发作期（又称慢性持续期）。

1）急性发作期：指气促、咳嗽、胸闷等症状突然发生或症状加重，常有呼吸困难，以呼气流量降低为其特征，常因接触变应原等刺激物或治疗不当所致。病情加重可在数小时或数天内出现，偶尔可在数分钟内危及生命。急性发作期哮喘的严重程度又分为轻度、中度、重度和危重四级。

2）非急性发作期：许多哮喘患者即使没有急性发作，但在相当长的时间内仍有不同频度和（或）不同程度地出现喘息、咳嗽、胸闷等症状，肺通气功能下降。非急性发作期哮喘的控制水平分为控制、部分控制和未控制三个等级，比过去严重程度分级更有意义。

（3）实验室检查

1）呼吸功能检查

呼气流速指标：通气功能检测在哮喘发作时呈阻塞性通气功能改变，呼气流速指标均显著下降，与 COPD 相似，但缓解期上述通气功能指标可逐渐恢复。病变迁延、反复发作者，通气功能可逐渐下降。

支气管激发试验（bronchial provocation test，BPT）：支气管激发试验一般适用于通气功能在正常预计值的 70% 以上的患者。如 FEV_1 下降≥20%，可诊断为激发试验阳性，用以测定气道反应性。

支气管舒张试验（bronchial dilation test，BDT）：用以测定气道可逆性。舒张试验阳性诊断标准：①FEV_1 较用舒张药前增加 12% 或以上，且其绝对值增加 200ml 或以上；②PEF 较治疗前增加 60L/min 或增加≥20%。

呼气峰流速（PEF）及其变异率测定：PEF 可反映气道通气功能的变化。哮喘发作时 PEF 下降。若 24 小时内 PEF 或昼夜 PEF 波动率≥20%，也符合气道可逆性改变的特点。

动脉血气分析：哮喘发作时可致肺泡-动脉血氧分压差（$A\text{-}aDO_2$）增大；严重发作时 PaO_2 降低，由于过度通气可使 $PaCO_2$ 下降，pH 上升，表现呼吸性碱中毒。病情进一步发展，$PaCO_2$ 上升，表现呼吸性酸中毒。若缺氧明显，可合并代谢性酸中毒。

2）胸部 X 线检查：早期在哮喘发作时可见两肺透亮度增加，呈过度通气状态；在缓解期多无明显异常，要注意肺部并发症。

3）痰液检查：痰涂片在显微镜下可见较多嗜酸粒细胞。

4）特异性变应原的检测：特异性变应原的检测有助于患者的病因诊断、脱离致敏因素和脱敏治疗。体外检测可检测患者的特异性 IgE，过敏性哮喘患者血清特异性 IgE 明显增高。在体试验是临床较常用皮肤过敏原测试，测试前需根据病史和当地生活环境选择可疑的过敏原进行检查，可通过皮肤点刺等方法进行，皮试阳性提示患者对该过敏原过敏。

15.2 灌肠技术在支气管哮喘中的应用

技术一

方剂 小青龙汤。

组成 麻黄 9g 白芍 12g 桂枝 9g 半夏 9g 细辛 3g 干姜 9g 五味子 9g 甘草 9g

用法 先煮麻黄去其沫，再加入其他药物，取药液少量口服，留 2/3，做保留灌肠。

适应证 用于外感风寒，内停水饮所致的哮喘证，喘哮痰鸣，痰稀色白者。

说明 本方所治乃外感风寒引动内饮之症，选用灌肠疗法，取其上病下治之意。若兼有里热烦躁者加石膏。

技术二

方剂 定喘汤。

组成 麻黄 6g 桑白皮 12g 杏仁 10g 生石膏 20g 半夏 10g 款冬花 15g 苏子 9g 紫菀 30g 葶苈子 10g 白果 4g

用法 上药以水适量先煎石膏、麻黄两药，去沫后加入其他药物共煎，做保留灌肠。

适应证 用于治疗痰热壅肺，肺气不降所引起的气粗息涌，喉中痰鸣，胸胁胀闷，痰黏不爽等哮喘实证。

说明 泻肺平喘，从肠治疗（中药灌肠）较之口服效果更好。

技术三

方剂 六味地黄加减汤。

组成 生地 12g 山茱萸 6g 山药 15g 茯苓 15g 泽泻 12g 丹皮 12g 五味子 6g 葶苈子 10g 苏子 10g 太子参 12g 炙杷叶 10g 百合 10g 罂粟壳 6g 生石膏 60g

用法 上药以水适量浸泡半小时，煎煮半小时，弃渣取药液，至温度近乎体温时，做保留灌肠。

适应证 用于治疗久病肾虚，痰浊阻肺，病在于肺肾。

说明 久病肾虚，气不归元，虚气上空，痰浊滞肺，病在于肺，本之于肾，灌肠疗法，药入下焦，为治病求其本。

16 脑血管意外

16.1 概述

16.1.1 概念

脑血管意外是由于脑血管和脑血液循环发生障碍所引起的神经系统疾病，分为脑缺血和脑出血两类，包括高血压引起的脑血管痉挛、脑栓塞、脑血栓形成、脑出血、蛛网膜下腔出血等。临床表现为突然发病、神志昏迷、语言障碍或一侧肢体瘫痪，或感觉麻木等。属于中医的中风范畴。根据临床表现，中医分为中经络、中脏腑两大类。凡脑血管意外患者，大都由平素气血亏虚，肝阳上亢，心、肝、肾三脏阴阳失调而致。其病理因素，不外气虚，血瘀，肝阳化风，气逆痰火，横窜经络，蒙闭清窍。起病急，病情发展较快。采用中药灌肠疗法，通腑泄热，潜阳益阴，化痰降浊，可以起到开窍醒神，降低颅内压，消除脑水肿的作用。中药灌肠疗法主要用于中风闭证，或兼阳明腑实，痰瘀内阻和气逆痰火横窜经络者。

16.1.2 病因病机

(1) 中医病因病机

中风的病因可分为原发病因和诱发病因。

1）原发病因：

内伤积损：素体阴亏血虚，阳盛火旺，风火易炽，或年老体衰，肝肾阴虚，肝阳偏亢，复因将息失宜，致使阴虚阳亢，气血上逆，上蒙神窍，突发本病。

情志所伤：五志过极，可引动内风而发卒中，其中以郁怒伤肝为多。平素肝气不舒，气郁化火，或长期烦劳过度，精神紧张，虚火内燔，阴精暗耗，阳亢风动。复因忧郁恼怒，情志不畅，导致肝阳暴亢，心火暴甚，气血上冲于脑，神窍闭阻，遂致卒倒无知。

劳欲过度：烦劳过度，阳气暴张，引动风阳上旋，或因纵欲过度，房事不节，亦能引动心火，耗伤肾水，水不制火，则阳亢风动。气血随风阳上逆，瘀阻清窍。

饮食不节：嗜食肥甘厚味或饮酒过度，致使脾失健运，聚湿生痰，痰湿生热，热极生风，终致风火痰热内盛，窜犯络脉，上阻清窍。

2）诱发病因：情志相激、烦劳过度、跌仆、过度用力、饮酒饱食以及气候骤变等病因常可诱发中风急性发作。

总之，中风的基本病机总属阴阳失调，气血逆乱。病理基础则为肝肾阴虚。中风的发生，病机虽然复杂，但归纳起来不外虚（阴虚、血虚）、火（肝火、心火）、风（肝风、外风）、痰（风痰、湿痰）、气（气逆、气滞）、血（血瘀）六端。病位主在心脑，与肝肾关系密切。病理性质多属本虚标实。肝肾阴虚，气血衰少为致病之本，风、火、痰、气、瘀为病之标，两者可互为因果。

（2）西医病因病理

1）病因：脑血管意外主要由脑出血和脑栓塞为基本的病因。脑出血主要最常见的病因是高血压病，所以脑出血是高血压病的一种最严重的并发症，高血压的发病因素直接关系到脑出血。

外界因素：气候变化，临床发现，脑血管病的发生在季节变化时尤为多见。

情绪改变：情绪改变是脑出血的又一重要因素，包括极度的悲伤、兴奋、恐惧等。

不良生活习惯：长期吸烟可以使得体内血管脆性增加，对血压波动的承受能力下降容易发生脑血管破裂。

心源性脑栓塞：是最常见的脑栓塞，约75%的心源性栓子栓塞于脑部，引起脑栓塞的常见心脏疾病有心房颤动、心脏瓣膜病、感染性心内膜炎、心肌梗死等。

非心源性脑栓塞：动脉来源的动脉粥样硬化病病变、斑块破裂及粥样物从裂口溢入血流，形成栓子导致栓塞。

2）发病机制：当栓子形成后随血液流动，因为心脏总排血量的20%血液进入脑血液循环，所以当栓子阻塞脑血管后，引起局部脑组织发生缺血、缺氧、脑组织软化、坏死。栓子停留一段时间后可溶解，破碎并向远端移位，原阻塞的血管会发生血流，因受损的血管壁通透性增加，可有大量红细胞渗出血管，使得原来缺血区有血液渗出，形成出血性脑梗死。

长期的高血压可以使得全身动脉壁发生透明性改变，使得原本较为坚韧的动脉壁变薄，脆性增加，骤然增加的血压可以使得动脉内壁变薄的细小动脉发生突然破裂，出现脑出血，此后血凝块聚集在血管外脑组织内，可以释放各种血管活性物质，这些有害物质可以使得周围动脉进一步收缩，出现周围血管的再次破裂，导致恶性循环的发生。

16.1.3 临床表现

脑出血的症状与出血的部位、出血量、出血速度、血肿大小以及患者的一般情况等有关，通常一般表现为不同程度的突发头痛、恶心呕吐、言语不清、小便失禁肢体活动障碍和意识障碍。位于非功能区的小量出血可以仅表现头痛及轻度的神经功能障碍，而大量出血及大脑深部出血、丘脑出血或者脑干出血等可以迅速昏迷，甚至在数小时内出现死亡。

脑栓塞一般无明显诱因，或有少量前驱症状，根据栓塞部位不同，临床表现也不完全相同。

1）大脑中动脉的栓塞最常见，主干闭塞时引起病灶对侧偏瘫、偏感觉障碍和偏盲，或者可有失语、失写、失读。

2）大脑前动脉栓塞时可产生病灶对侧下肢的感觉和运动障碍，对侧中枢性面瘫。

3）大脑后动脉栓塞可引起病灶对侧同向性偏盲或上象限盲，病灶对侧半身感觉减退伴丘脑疼痛。

4）基底动脉栓塞最常见症状为眩晕、眼球震颤、复视、交叉性瘫痪、瞳孔缩小，常伴有面神经、展神经、三叉神经的麻痹及小脑症状等，严重者可迅速昏迷、四肢瘫痪、中枢性高热甚至死亡。

5）其他脏器栓塞的症状：由于栓子的流动可引起相应器官的梗死，临床上可见视网膜、皮肤等的临床表现。

16.1.4 临床诊断

脑血管意外属于神经科，需要在短时间内立刻明确诊断，结合病史、症状、体征和辅助检查，目前辅助检查主要分为实验室检查和影像检查。

1）脑 CT 检查：CT 动态观察可发现脑血管意外的病理演变过程，并在疾病治疗过程中的病情变化时第一时间指导临床治疗。

2）MRI 检查：可发现 CT 不能确定的脑干或小脑小量出血，能分辨病程 4～5 周后 CT 不能辨认的脑出血，区别陈旧性脑出血与脑梗死。

3）脑脊液检查：一般不作为缺血性脑血管病的常规检查，脑栓塞患者脑脊液检查多属正常，出血性梗死时脑脊液中可有红细胞增多，脑水肿明显，可有脑脊液压力增高。

16.2 灌肠技术在脑血管意外中的应用

技术一

方剂 补阳还五加减汤。

组成 黄芪 100g 川芎 15g 牛膝 30g 赤芍 30g 丹参 30g 桂枝 20g 郁金 10g 石菖蒲 10g 桃仁 10g 红花 10g 伸筋草 10g 当归 15g 地龙 15g 僵蚕 4g

用法 上药加水煎煮，滤取药液 300ml，做高位保留灌肠。

适应证　缺血性脑病，脑血栓形成，神志不清，语言障碍、口眼歪斜，自汗，半身不遂，患侧肌张力0~1度、舌质暗红有齿痕，苔白，脉弦迟。

说明　中医认为缺血性脑病由气虚血瘀、脉络阻滞引起。本方重用黄芪、当归等，具有补气化瘀之功。桂枝、地龙、伸筋草等通阳，僵蚕解痉，石菖蒲配泽泻通窍醒神，降低颅内压，消除脑水肿。诸药合用可改善局部血液循环及局部细胞代谢诸环节。选用本方做灌肠治疗，一是中风急证便于急救；二是取上病下治之意；三是药物在肠中吸收快，收效迅速。若病在急性期病情较重，可配合静脉滴注低分子右旋糖酐500ml加丹参注射液20ml治疗。

技术二

方剂　羚角钩藤加减汤。

组成　玳瑁15g　生石决明30g　生龟板30g　羚羊角粉（冲）4.5g　生白芍30g　生龙骨30g　生牡蛎30g　钩藤15g　生地30g　牛膝15g　丹皮10g　夏枯草15g　至宝丹1丸　安宫牛黄丸1丸

用法　上药先煎玳瑁、石决明、龟板、牡蛎、龙骨20分钟后，加入生地、牛膝、钩藤、丹皮、夏枯草再煎20分钟滤去药渣，取汁300ml，冲入羚羊角粉、至宝丹和安宫牛黄丸，做高位结肠保留灌肠。

适应证　中风阳闭见突然昏仆，不省人事，口眼歪斜，半身不遂，牙关紧闭，两手握固，肢体僵痉，面色潮红，呼吸气粗，躁动不安。

说明　本方可以平肝潜阳，又可改善局部血液循环和局部细胞代谢。选用本方做灌肠治疗，一是中风急证便于急救；二是取上病下治之意；三是药物在肠中吸收快，收效迅速。若大便秘结者加元明粉（冲）10g。

技术三

方剂　化痰息风汤。

组成　苏合香丸1丸　猴枣散3g　人参3g　制南星12g　制半夏12g　枳实10g　石菖蒲6g　茯苓10g　竹沥30g　生姜6g　甘草3g

用法　上药加水煎煮，滤取药汁200ml，兑入竹沥水，加入苏合香丸和猴枣散，化开和匀，做高位直肠保留灌肠。

适应证　中风阴闭证，突然昏仆，不省人事，口眼歪斜，肢体不遂，牙关紧闭，两手握固，痰声辘辘，四肢不温，静而不烦躁。

说明　本方可以改善局部血液循环和局部细胞代谢，开窍醒神。选用本方做灌肠治疗，一是中风急证便于急救；二是取上病下治之意；三是药物在肠中吸收快，收效迅速。在急救时可配合牛黄醒脑液、清开灵等静脉滴注。

技术四

方剂 理气活血祛风汤。

组成 黄芪30g 鸡血藤30g 丹参30g 生地30g 当归20g 野台参15g 川芎15g 桃仁15g 䗪虫15g 牛膝15g 陈皮15g 红花10g 甘草10g 全蝎6g 蜈蚣（研冲）2条

用法 上药水煎煮，滤取药液200ml，做高位保留灌肠。

适应证 脑血栓气滞血瘀型。症见口眼歪斜，言语不清，舌淡红，苔黄腻，脉弦细数。

说明 本方可以迅速改善局部血液循环和局部细胞代谢。选用本方做灌肠治疗，一是中风急证便于急救；二是取上病下治之意；三是药物在肠中吸收快，收效迅速。若配合针灸疗效更佳。

技术五

方剂 潜阳息风汤。

组成 紫贝齿30g 生白芍40g 生地40g 银花30g 槐花30g 地龙15g 鸡血藤30g 钩藤30g 菊花10g 当归15g 陈皮15g 胆南星10g 川贝母10g 全蝎6g

用法 上方加水煎煮，滤液取汁200ml，做高位保留灌肠。

适应证 脑出血，肝阳上亢和痰火上扰型。症见口眼歪斜，失语，偏瘫，血压偏高，舌质红，苔黄，脉弦紧或弦数。

说明 本方用于脑出血而无神志昏迷者，若见神志昏迷可参照中风阴闭、阳闭的治法治疗。若配合针灸疗效更佳。

技术六

方剂 化痰开窍汤。

组成 野台参15g 川贝母15g 胆南星10g 砂仁10g 白术15g 陈皮15g 天竺黄15g 石菖蒲15g 当归15g 鸡血藤15g 丹参15g，茯苓20g 乌梢蛇6g 蜈蚣（研冲）1条

用法 上药加水1000ml，煎至300ml，做高位保留灌肠。

适应证 脑血栓痰滞经络型。症见口眼歪斜，口角流涎，语言謇涩，半身不遂，舌质淡，苔白腻，脉弦细。

说明 本方可以益气化痰，开窍醒神。改善局部血液循环和局部细胞代谢。选用本方做灌肠治疗，一是中风急证便于急救；二是取上病下治之意；三是药物在肠中吸收快，收效迅速。若配合针灸疗效更佳。

17 盆腔炎性疾病

17.1 概述

17.1.1 概念

盆腔炎性疾病是指女性上生殖道及其周围结缔组织、盆腔腹膜发生的一组感染性疾病，主要包括子宫内膜炎、输卵管炎、输卵管卵巢脓肿、盆腔腹膜炎。以输卵管炎、输卵管卵巢炎最常见。

盆腔炎症可局限于一个部位，也可同时累及几个部位，常表现为腹痛、发热、阴道分泌物多等，如未能得到及时、彻底治疗，可发生盆腔炎性疾病后遗症，表现为腹痛、包块、异位妊娠、慢性盆腔痛、不孕及盆腔炎性疾病反复发作等，严重影响妇女的生殖健康，增加家庭与社会经济负担。本病多发生在性活跃期、有月经的妇女。初潮前、绝经后或未婚妇女很少发生。

17.1.2 病因病机

（1）中医病因病机

1）盆腔炎性疾病：盆腔炎性疾病的发病主要为热、毒、湿交结，与气血相搏，邪正相争，而发热腹痛，积脓结块。

热毒炽盛：经期、产后、流产后、手术后，血室正开，邪毒乘虚内侵，客于胞中，留滞冲任，化热酿毒。

湿热瘀结：经行产后，余毒未净，湿热内侵，与余血相搏，阻滞冲任，而致发热、腹痛。

2）盆腔炎性疾病后遗症：本病的病机主要是正气未复，余邪未尽，风寒湿热、虫毒之邪乘虚内侵，致气血阻滞，蕴结胞宫、胞脉，反复进退，耗伤气血，缠绵难愈。

湿热瘀结：湿热余邪未尽，正气未复，湿热瘀血内结，缠绵日久不愈。

寒湿凝滞：素体阳虚，寒湿内结，或寒湿之邪乘虚侵袭，与胞宫内余血浊液相结，凝结瘀滞。

气滞血瘀：肝气郁结，或外感湿热之邪，余毒未清，滞留于冲任胞宫，气机不畅，瘀血内停，脉络不通。

气虚血瘀：素体虚弱，久病不愈，正气内伤，外邪侵袭，留著于冲任，血行不畅，瘀血停聚。

(2) 西医病因病理

1）病因：盆腔炎性疾病的病原体有外源性及内源性两个来源：①外源性病原体，主要为性传播疾病的病原体，如沙眼衣原体、淋病奈瑟菌、支原体等；②内源性病原体，来自原寄居于阴道内的菌群，包括需氧菌及厌氧菌，以需氧菌及厌氧菌混合感染多见。主要的需氧菌及兼性厌氧菌有金黄色葡萄球菌、溶血性链球菌、大肠埃希菌；厌氧菌有脆弱类杆菌、消化球菌、消化链球菌。近年来，我国因淋病奈瑟菌、沙眼衣原体引起的盆腔炎性疾病明显增加。

2）病理：本病的感染途径包括沿生殖道黏膜上行蔓延、经淋巴系统蔓延、经血液循环传播、直接蔓延。

盆腔炎性疾病急性期包括急性子宫内膜炎及子宫肌炎、急性输卵管炎、输卵管积脓、输卵管卵巢脓肿、急性盆腔腹膜炎、急性盆腔结缔组织炎、败血症及脓毒血症。盆腔炎性疾病后遗症主要病变有：①输卵管阻塞、输卵管增粗；②输卵管卵巢粘连形成输卵管卵巢肿块；③若输卵管伞端闭锁、浆液性渗出物聚积，形成输卵管积水、输卵管积脓、输卵管卵巢脓肿的脓液吸收，被浆液性渗出物代替形成输卵管积水或输卵管卵巢囊肿；④盆腔结缔组织增生、变厚。

17.1.3 临床表现

(1) 症状

本病可因炎症轻重及范围大小不同临床表现不同，轻者无症状或症状轻微。常见症状为下腹痛、发热、阴道分泌物增多。腹痛呈持续性，活动或性交后加重。若病情严重可有寒战、高热、头痛、食欲不振。月经期发病可出现经量增多、经期延长。若有腹膜炎，出现消化系统症状如恶心、呕吐、腹胀、腹泻等。若有脓肿形成，可有下腹部包块及局部压迫刺激症状。

(2) 体征

患者体征差异较大，轻者无明显异常发现，或妇科检查仅发现子宫颈举痛或子宫体压痛或附件区压痛。严重病例呈急性病容，体温升高，心率加快，下腹部有压痛、反跳痛及肌紧张，叩诊鼓音明显，肠鸣音减弱或消失。

(3) 后遗症

表现为输卵管粘连阻塞所致的不孕、异位妊娠、慢性盆腔痛、盆腔炎性疾病反复发作。

17.1.4 临床诊断

1）病史：有经期不注意卫生，产褥期感染，子宫腔、子宫颈、盆腔手术史或盆腔炎症反复发作病史。

2）临床表现：见前述。

3）实验室和辅助检查：①血常规：血白细胞总数及中性粒细胞增高。②红细胞沉降率：加快。③病原体培养：子宫腔分泌物或血培养可找到致病菌。④B超：提示盆腔内有炎性渗出或炎性包块。⑤盆腔检查：阴道可见脓性臭味分泌物；子宫颈充血、水肿，将子宫颈表面分泌物拭净，若见脓性分泌物从子宫颈口流出，说明子宫颈管黏膜或子宫腔有急性炎症。穹隆触痛明显，需注意是否饱满；子宫颈举痛；子宫体稍大，有压痛，活动受限；子宫两侧压痛明显，若为单纯输卵管炎，可触及增粗的输卵管，压痛明显；若为输卵管积脓或输卵管卵巢脓肿，可触及包块且压痛明显，不活动；子宫旁结缔组织炎时，可扪及子宫旁一侧或两侧片状增厚，或两侧子宫骶韧带高度水肿、增粗，压痛明显；若有盆腔脓肿形成且位置较低时，可扪及后穹隆或侧穹隆有肿块且有波动感，三合诊常能协助进一步了解盆腔情况。

17.2 灌肠技术在盆腔炎性疾病中的应用

技术一

方剂 加减活络效灵丹。

组成 丹参 20g 赤芍 12g 乳香 10g 没药 10g 桃仁 10g 川楝子 10g 延胡索 10g 柴胡 10g 败酱草 10g 香附 10g 益母草 10g

用法 上药加水煎煮 2 次，混合药液，过滤取汁 500ml，分 2 次做直肠点滴保留灌肠，每分钟约 50 滴。

适应证 用于治疗盆腔炎性疾病急性发作，腹痛、腹胀拒按，带下量多、色黄、秽臭，兼有发热恶寒、口干、恶心、纳差、尿黄、大便秘结、舌苔黄腻、脉洪数等症。

说明 盆腔炎性疾病急性发作时灌肠药量宜大，每隔 6~8 小时灌肠 1 次效果较好。若大便燥结加大黄、芒硝，腹胀加木香、厚朴。

技术二

方剂 四苓益母汤。

组成 茯苓 30g 猪苓 15g 泽泻 20g 党参 15g 白术 10g 白芍 20g 赤芍 12g 生薏苡仁 15g 通草 10g 三棱 10g 莪术 10g 半夏 12g 益母草 10g

用法 上药水煎 100ml，滤去药渣，每晚保留灌肠，选用 5 号导尿管插入肛门 14cm 以上，在 20 分钟内灌完，嘱患者将臀部抬高，尽量延长保留时间，以利于药物的吸收。经期停用，3个月为1个疗程。

适应证 用于盆腔炎性疾病后遗症，腰腹酸痛，每遇行经或劳累后加重，腹部可触及包块。B超检查输卵管有水样囊肿。月经先期，带下量多、色黄、气臭、黏腻，舌红，苔黄腻，脉濡数，证属湿热蕴结者。

说明 急性发作时，每隔6~8小时灌肠1次效果较好。若腹胀加木香、厚朴。

技术三

方剂 盆炎灌肠方。

组成 蒲公英15g 紫花地丁15g 赤芍15g 透骨草15g 延胡索15g 半枝莲15g 王不留行24g 路路通24g 制乳没各15g

用法 上药加水1000ml，煎浓缩至100ml，药温保持在39℃，患者排空膀胱、直肠，取侧卧位，以一次性吸痰管或导尿管插入肛门，深度在12~15cm，然后将药液导入容器内于30分钟内缓慢注入，每日1次，月经期间暂停。

适应证 用于盆腔炎性疾病后遗症湿热瘀结证，症见下腹疼痛，或腰骶部酸痛明显，每遇行经或劳累后加重；或伴有带下量多，色黄，月经量多，经期延长，经行腹痛，舌暗红或有瘀点，苔黄腻，脉弦数或滑数。

说明 盆腔炎性疾病急性发作时灌肠药量宜大，每隔6~8小时灌肠1次效果较好。

技术四

方剂 散寒化瘀汤。

组成 丹参20g 赤芍15g 桃仁10g 乳香6g 没药6g 当归10g 蒲黄10g 五灵脂10g 延胡索10g 肉桂4g

用法 上药水煎2次，过滤取汁150ml，保留灌肠。每天1次，月经期间暂停。

适应证 用于盆腔炎性疾病后遗症证属寒凝气滞者，症见小腹胀痛、冷痛，腰骶酸痛，经行或劳累后加重；月经后期，量少，色紫暗，有血块，得温则舒，带下量多、清稀，舌淡或有瘀点，苔薄白而腻，脉沉迟。

说明 药液温度注意宜温不宜凉，以39~40℃为宜。

技术五

方剂 清热化瘀汤。

组成 红藤、紫花地丁各30g 金银花、制乳香、制没药各20g 制大黄、

粉丹皮、延胡索、连翘各 12g　生甘草 9g

用法　加水浓煎，约取汁 200ml，温度控制在 35℃左右，如常规灌肠，保留 20 分钟以上，7 天为 1 个疗程，休息 2～3 天，然后继续下一个疗程，一般需治疗 3～4 个疗程。

适应证　适用于盆腔炎性疾病，腰腹痛，白带量多色黄，B 超显示附件区囊性包块。

说明　若气滞胀痛者，加川郁金、制香附、槟榔各 10g；痰浊蕴结者，加姜半夏 12g、土贝母 20g；湿热壅盛者，加车前草、虎杖根各 15g，川黄柏 10g；瘀血阻滞者，加生鳖甲 20g、穿山甲 10g、生牡蛎 30g。

技术六

方剂　消炎活血汤。

组成　赤芍、丹皮、皂刺、紫花地丁、黄柏、牛膝各 15g　穿山甲 6g

用法　水煎 600ml，过滤装入瓶中备用，于经净后 1 周开始治疗。治疗前先将药液加热至 36～40℃，取 200ml 保留灌肠，每天 1 次，10 天为 1 个疗程。

适应证　适用于盆腔炎性疾病后遗症湿热瘀结型患者，表现为小腹或少腹隐痛，劳累后加重，带下量多色黄，大便溏或秘结，小便黄赤等。

说明　可配合中药离子导入治疗，灌肠后取仰卧位，将治疗仪两极极板分别放于腰部和腹部，正负极极板隔日交替使用，电流强度以患者耐受为度，通电时间每次 30 分钟，每天 1 次，10 次为 1 个疗程。

技术七

方剂　盆炎清灌肠方。

组成　当归、三棱、莪术、青皮、延胡索、龙葵各 10g　赤芍、连翘、威灵仙、川楝子各 15g　细辛 5g

用法　浓煎至 200ml，保留灌肠，每晚 1 次。月经干净 3 天后开始灌肠，连续 10 天为 1 个疗程，连续 3 个疗程。

适应证　适用于各型盆腔炎性疾病后遗症。

说明　盆腔炎性疾病急性发作时灌肠药量宜大，每隔 6～8 小时灌肠 1 次效果较好。

技术八

方剂　归芎延桃饮。

组成　当归 10g　川芎 10g　延胡索 15g　桃仁 15g　肉桂 20g　败酱草 20g

白花蛇舌草 20g

用法 上药浓煎 150ml，每晚 1 剂，睡前保留灌肠。月经干净 3 天后开始灌肠，连续 10 天为 1 个疗程，连续 3 个疗程。

适应证 适用于气滞血瘀型盆腔炎性疾病后遗症，症见少腹胀痛或刺痛，经行痛甚，经血量多有块，血块排出则痛减，经前乳胀，情志抑郁，带下增多，婚久不孕；舌质暗滞，有瘀点或瘀斑，苔薄，脉弦涩。

技术九

方剂 毛冬青液。

组成 毛冬青干 1000g

用法 加水 1000ml，经水过滤，浓缩成浸膏，再加苯酚 5g 配成毛冬青灌肠液，用时将毛冬青液 50ml 加温开水 50ml，行保留灌肠，每天 1 次，月经期暂停。7~10 天为 1 个疗程，疗程间隔 3~5 天。

适应证 适用于盆腔炎性疾病后遗症。

技术十

方剂 化瘀宁坤汤。

组成 三棱 15g 莪术 10g 水蛭 5g 红藤 15g 昆布 15g 槟榔 12g 桂枝 10g 丹皮 15g 赤芍 15g 败酱草 20g 虎杖 15g 没药 10g 附子 10g

用法 上药经浓煎后，制成 100ml 一瓶。灌肠前将药液温至 38~41℃，用 14 号或 16 号导尿管插入肛门 12~15cm，缓慢注入药液，每次 100ml，保留 40 分钟以上，每天 1 次，15 次为 1 个疗程，经期停用。

适应证 适用于盆腔炎性疾病后遗症。

说明 盆腔炎性疾病急性发作时灌肠药量宜大，每隔 6~8 小时灌肠 1 次效果较好。

18 痛经

18.1 概述

18.1.1 概念

经期及行经前后出现明显下腹部疼痛、坠胀或腰酸痛等不适，影响生活和工作者，称为痛经。中医学称“经行腹痛”、“经期腹痛”、“经痛”等。

痛经分为原发性和继发性两种，原发性痛经无盆腔器质性病变，多为功能性痛经，占痛经的90%以上；继发性痛经是盆腔器质性疾病引起的痛经，如子宫内膜异位症、盆腔炎或子宫颈狭窄、子宫内异物等所致的痛经。本节仅讨论原发性痛经。

18.1.2 病因病机

（1）中医病因病机

“不通则痛”或“不荣则痛”为痛经的主要病机。

1）气滞血瘀：素性抑郁或恚怒伤肝，气机郁结，血行失畅，瘀滞子宫、冲任，发为痛经。

2）寒凝血瘀：经期产后，感受寒邪，或过食寒凉生冷，寒客冲任，与血相搏，致子宫、冲任气血失畅，发为痛经。

3）湿热瘀阻：素体湿热内蕴，或经期、产后感受湿热之邪，与血相搏，流注冲任，胞宫气血失畅，加之经前、经期气血下注，子宫、冲任气血壅滞更甚，发为痛经。

4）气血虚弱：脾胃素虚、化源匮乏或大病久病或大失血后气血不足，冲任气血虚少；或禀赋素弱，或多产房劳伤肾，精血不足，加之经后血海空虚，冲任、子宫失于濡养而发为痛经。

（2）西医病因病理

原发性痛经的产生与月经时子宫内膜释放前列腺素（PG）水平较高有关。研究表明，痛经患者子宫内膜和月经血中 $PGF_{2\alpha}$ 和 PGE_2 含量较正常妇女明显升高，从而引起子宫痉挛性收缩而导致痛经。精神、神经因素也与痛经的发生有关。内在或外来的精神刺激可使痛阈降低，思想焦虑、恐惧以及生化代谢物质均可通过中枢神经系统刺激盆腔神经纤维而引起疼痛。

18.1.3 临床表现

(1) 症状

痛经的主要症状是下腹部疼痛，多发生在经前或经期1~2天，疼痛持续数小时至2~3天后自行缓解，呈阵发性绞痛、刺痛、灼痛、掣痛、隐痛、坠痛等，拒按或喜按。疼痛位于下腹部耻骨上，可放射至腰骶、外阴、肛门、大腿内侧等部位，疼痛剧烈时可伴有恶心、呕吐、面色苍白、冷汗淋漓、四肢厥冷等症。

(2) 体征

腹部检查无肌紧张及反跳痛。

18.1.4 临床诊断

1）经期或经行前后周期性的下腹部疼痛。

2）妇科检查无阳性体征。

3）盆腔超声检查无器质性病变。必要时可行子宫输卵管造影、子宫腔镜、腹腔镜检查以除外器质性病变。

18.2 灌肠技术在痛经中的应用

技术一

方剂 温经散寒汤。

组成 当归15g 川芎6g 赤芍12g 生地12g 香附8g 延胡索9g 广木香8g 川楝子12g 乌药8g 官桂6g 吴茱萸6g 生甘草5g

用法 上药加水浓煎每次用药液100ml，待药液温度在36℃左右时灌肠，保留4个小时以上，每日灌肠2次，早晚各1次。一般在经期前3天开始，待经期腹痛止为度，一般可连用3个月经周期。

适应证 用于寒凝气滞型痛经，症见经前或经期小腹冷痛，拒按，得热痛减；或月经推后，量少，色暗有块；面色青白，肢冷畏寒，手足欠温；舌暗苔白，脉沉紧。

技术二

方剂 苍附逐瘀汤。

组成 苍术10g 制附子3g 小茴香6g 干姜6g 延胡索10g 没药10g

当归 15g　川芎 10g　肉桂 4. 5g　赤芍 12g　蒲黄 10g　五灵脂 10g　茯苓 30g

用法　先煎附子 20 分钟，将蒲黄用纱布包裹与其余药物同煎。取汁，滤液约 200ml 保留灌肠。

适应证　用于治疗寒湿凝滞，阳气不通的经行腹痛，经行不畅，或痛甚而手足逆冷等症。

说明　痛甚而症见手足不温或冷汗淋漓，为寒邪凝闭阳气闭阻的患者方可用附子，无此阻闭者去附子煎汤灌肠。

技术三

方剂　温宫止痛汤。

组成　当归 12g　延胡索 10g　川楝子 10g　高良姜 10g　肉桂 10g　小茴香 10g　乌药 6g　郁金 12g　苍术 15g　补骨脂 15g

用法　将上药冷水浸泡 30 分钟后煎煮 20 分钟，滤液 150ml，待温度适中，做保留灌肠，每分钟 40~50 滴，每天 1 剂。一般在经期前 3 天开始，待经期腹痛止为度，一般可连用 3 个月经周期。

适应证　用于治疗寒湿凝滞，冲任二脉不通所形成的经行少腹疼痛。

说明　药液温度注意宜温不宜凉，以 39~40℃ 为宜。

技术四

方剂　通经散。

组成　当归 20g　川芎 10g　香附 6g　延胡索 10g　茯苓 30g　白芍 30g　赤芍 12g　桃仁 10g　红花 3g　川楝子 10g　丹皮 12g　甘草 6g

用法　上药冷水浸泡 30 分钟后水煎 20 分钟，去渣滤液，取汁约 200ml，分 2 次做盲肠点滴灌肠，每分钟 50~70 滴。一般在经期前 3 天开始，待经期腹痛止为度，一般可连用 3 个月经周期。

适应证　用于治疗瘀血阻滞经络、气血不通的痛经，症见经行不畅，少腹刺痛。

说明　同技术三。

技术五

方剂　止痛圣愈汤。

组成　人参 6g　黄芪 30g　当归 24g　川芎 10g　白芍 15g　香附 15g　川楝子 10g　延胡索 10g

用法　将上药中的人参久煎取汁，另煎其余药物 20 分钟，取汁与人参汁和匀，待温度适中做直肠子宫陷凹处保留灌肠。一般在经期前3天开始，待经期腹痛止或经后腹痛缓解停用，一般可连用3个月经周期。

适应证 用于治疗气血虚弱，脾阳不振的经后腹痛，症见少腹隐痛，喜揉喜按，少腹空坠，月经量少色淡。

说明 如兼血虚肝郁者加柴胡、小茴香、乌药，兼肾虚者加菟丝子、川断、桑寄生。

19 异位妊娠

19.1 概述

19.1.1 概念

受精卵在子宫体腔以外位着床称异位妊娠，称为宫外孕。异位妊娠是妇产科常见的急腹症之一，发病率约为1%，近年来发病率有明显上升趋势，是孕产妇死亡的主要原因之一。

本病以输卵管妊娠最多见，约占异位妊娠的95%，且以壶腹部最多，其次是峡部、伞部，间质部最少。异位妊娠破裂或流产后时间较长，腹腔内血液形成血肿包块，即成陈旧性宫外孕，临床上常配合灌肠疗法进行治疗。

19.1.2 病因病机

(1) 中医病因病机

中医学认为，本病的发生与孕妇宿有少腹瘀滞，冲任不畅，使孕卵运行受阻；或脾肾气虚，运送孕卵乏力、迟缓，而使孕卵滞留子宫腔外等有关。孕卵在子宫腔外发育，日久则胀破脉络，血溢于内，蓄积少腹，而形成少腹血瘀之实证；若脉络大伤，则血崩于内，阴血暴亡，气随血脱，变生厥脱之危急重症；或瘀血日久不散，发为少腹血瘀包块，遂成癥瘕积聚之症。

(2) 西医病因病理

输卵管炎症是输卵管妊娠最主要的病因，炎症可引起输卵管腔内膜粘连，管腔变窄、输卵管扭曲、管壁肌层蠕动减弱等，阻碍受精卵在输卵管内的正常运行；输卵管手术史也可使输卵管管腔狭窄，通畅不良而发病；此外，输卵管发育不良或功能异常、宫内节育器（IUD）避孕失败、盆腔内肿瘤压迫或牵引、输卵管子宫内膜异位症等均可使受精卵的正常运行受阻或输送延迟，不能按时到达子宫腔，而在输卵管内着床，形成输卵管妊娠。

输卵管妊娠时，由于输卵管管腔狭窄，管壁薄，内膜的脱膜反应差，胚胎绒毛直接侵蚀输卵管肌层，当孕卵生长发育到一定程度，即可发生输卵管妊娠流产或输卵管妊娠破裂。偶尔流产或破裂后的胚胎存活，继续在腹腔内生长发育，成为继发性腹腔妊娠。

若输卵管妊娠破损后，病程较长，胚胎死亡，血块机化与周围组织粘连，可形成陈旧性宫外孕。

19.1.3 临床表现

(1) 症状

1）停经：多数患者有6~8周的停经史，但有20%~30%患者无明显停经史，输卵管间质部妊娠停经时间可较长。

2）腹痛：为就诊的主要症状，早期可为一侧下腹隐痛或胀痛，疼痛亦可双侧性。当输卵管妊娠发生流产或破裂时，患者突感一侧下腹撕裂样疼痛，或伴恶心、呕吐。血液积聚在直肠子宫陷凹时，可引起肛门坠胀和排便感。随着内出血增多，可有全腹疼痛或出现胃部或肩胛部放射性疼痛。

3）阴道出血：胚胎死亡后，常有不规则的阴道流血，色深褐，量少，呈点滴状。一般不超过月经量，少数患者阴道流血量较多。

4）晕厥与休克：因腹腔急性内出血及剧烈腹痛，轻者出现晕厥，重者出现失血性休克。出血量越多越快，症状出现越迅速越严重，但与阴道流血量不成正比。

5）盆腔及下腹部包块：当输卵管妊娠流产或破裂所形成的血肿时间较久者，因血液凝固与周围组织或器官发生粘连形成包块，包块较大或位置较高者，腹部可扪及。

(2) 体征

腹腔内出血较多时，呈贫血貌。急性大量出血时，患者可出现休克表现。腹部检查下腹有明显的压痛及反跳痛，以患侧为甚，但腹肌紧张常不明显。出血多时，叩诊有移动性浊音。有些患者下腹可触及包块。输卵管妊娠未发生流产或破裂时，盆腔检查子宫较软、略大，可有子宫颈举痛，可触及一侧附件软性包块，触痛。输卵管妊娠发生流产或破裂者，阴道后穹隆饱满，有触痛，子宫颈举痛或摇摆痛明显。内出血多时，检查子宫有漂浮感。或在子宫一侧或其后方可触及较大肿块，边界多不清，触痛明显。病变时间长者，血肿机化变硬，边界渐清楚。

19.1.4 临床诊断

输卵管妊娠未发生破裂或流产时，临床表现不明显，诊断较困难，需采用辅助检查方能确诊。

输卵管妊娠流产或破裂后，诊断多不困难。如有困难应严密观察病情进展，必要时采取相关的辅助检查协助诊断。

1）HCG测定：目前β-HCG检测可定量动态观察血中β-HCG的变化，是早期诊断异位妊娠的重要方法，也是保守治疗的重要评价指标。

2）B超检查：主要可以了解子宫腔内有无孕囊，附件部位有无包块及腹腔内有无积液。阴道B超检查较腹部B超检查准确性高。陈旧性宫外孕可在附件区探及包块。

3）阴道后穹隆穿刺：如能经后穹隆穿刺抽出颜色较暗的不凝血，说明有血腹症存在。

4）腹腔镜检查：目前腹腔镜检查视为异位妊娠诊断的金标准，并可同时进行治疗。

19.2 灌肠技术在异位妊娠中的应用

技术一

方剂 消癥散。

组成 千年健10g 川断20g 追地风10g 川椒10g 五加皮20g 白芷20g 桑寄生20g 艾叶80g 透骨草40g 羌活10g 独活10g 赤芍20g 归尾20g 血竭10g 乳香10g 没药10g 泽兰5g

用法 上药煎汤去渣，取汁200ml，做直肠子宫陷凹处保留灌肠，并留渣再煎，热敷少腹部，每天1次。

适应证 用于治疗宫外孕包块型，症见腹腔内包块已形成，腹痛逐渐消失，时有少腹坠胀或有便意，阴道出血逐渐停止，脉弦涩者。

说明 灌肠疗法治疗本病要注意一定要在内出血停止，包块形成后使用。

技术二

方剂 复方毛冬青灌肠液。

组成 毛冬青10g 大黄10g 败酱草10g 金银花藤10g

用法 上药煎汤去渣，取汁200ml，做直肠子宫陷凹处保留灌肠，每天1次，10天为1个疗程。经后开始，经期停用。

适应证 用于治疗宫外孕包块型，症见腹腔内包块已形成，腹痛逐渐消失，时有少腹坠胀或有便意，阴道出血逐渐停止，脉弦涩者。

说明 同技术一。

技术三

方剂 宫外孕Ⅱ号方。

组成 赤芍15g 丹参15g 桃仁9g 三棱6g

用法 上药水煎2次，去渣取汁100ml，做保留灌肠。每天1次，10天为1个疗程。经后开始，经期停用。

适应证 用于宫外孕包块型，症见腹腔内包块已形成，腹痛逐渐消失，时有少腹坠胀或有便意，阴道出血逐渐停止，脉弦涩者。

说明 同技术一。

20 子宫肌瘤

20.1 概述

20.1.1 概念

子宫肌瘤是女性生殖器官中最常见的一种良性肿瘤，也是人体中最常见的肿瘤之一。据统计，至少有 20% 育龄妇女有子宫肌瘤。子宫肌瘤又称子宫平滑肌瘤，主要由子宫平滑肌细胞增生而成。其间有少量纤维结缔组织。子宫肌瘤多见于 30~50 岁的妇女，20 岁以下少见，绝经后肌瘤可逐渐萎缩。本病属于中医妇科“癥瘕”。

20.1.2 病因病机

(1) 中医病因病机

1) 气滞血瘀：情志失调，恚怒伤肝，气机不畅，血行受阻，瘀留胞宫，日久益增而为癥。

2) 寒湿凝滞：因经期、产后，摄生不慎，寒湿之邪乘虚入侵胞脉，致气血凝滞，瘀阻胞宫，日久渐增而成癥瘕。

3) 痰湿瘀阻：饮食不节，或忧思伤脾，脾失健运，痰浊内生，痰停气滞，血行受阻，痰浊与气血搏结，聚于胞宫而为癥瘕。

4) 湿热夹瘀：经行、产后胞脉空虚，湿热之邪乘虚而入，或脾失健运，湿由内生，湿邪下注，郁于下焦，日久化热。湿热之邪阻碍气机，瘀血内生，瘀阻冲任，结于胞脉而成癥瘕。

5) 阴虚血热：痰浊瘀血积聚胞宫，壅塞经脉，阴道出血反复，营阴耗损，阴虚内热，热伤冲任，更加重出血，反复不愈。

(2) 西医病因病理

确切病因尚不清楚，根据肌瘤好发于生育年龄及绝经后肌瘤能萎缩或消失，提示与女性性激素高度相关。肌瘤组织局部对雌激素的高敏性是其发生发展的重要因素之一；此外研究证实孕激素有促进肌瘤的有丝分裂活动，刺激肌瘤生长的作用。子宫肌瘤的发生还和遗传因素有关。

按肌瘤发展过程中与子宫肌壁的关系分为肌壁间肌瘤、浆膜下肌瘤、黏膜下肌瘤。多个子宫肌瘤，各种类型的肌瘤并存，称为多发性子宫肌瘤。

子宫肌瘤呈实质性球形，单个或多个，大小不一，肌瘤长大或多个融合时则呈不规则状。肌瘤质地较子宫肌硬，压迫周围肌壁纤维形成假膜；与正常肌壁间有一层疏松网状间隙，内有血管；肌瘤表面色淡，光泽，切面呈灰白色，可见漩涡状或编织状结构。镜检肌瘤主要由梭形平滑肌细胞和不等量纤维结缔组织构成。肌瘤因供血不足可出现退行性变或恶变，常见的有玻璃样变、囊性变、红色样变、肉瘤样变、脂肪变性、钙化及继发感染。

20.1.3 临床表现

(1) 症状

1）多数患者无症状，仅于妇科检查或B超检查时偶被发现。

2）阴道流血多数病例表现为月经量增多、经期延长或周期缩短，少数病例表现为不规则阴道流血，主要取决于肌瘤生长的部位。

3）腹部包块：下腹可扪及实质性肿块，不规则，特别是在膀胱充盈时腹部包块更为明显。

4）白带增多：肌壁间肌瘤可有白带增多，黏膜下肌瘤更为明显，当其感染坏死时可产生多量脓血性排液，伴有臭味。

5）压迫症状：肌瘤增大时常可压迫周围邻近器官产生压迫症状，尤多见于子宫体下段及子宫颈部肌瘤。压迫膀胱则产生尿频、尿急，甚至尿潴留；压迫直肠产生排便困难。

6）腰酸、下腹坠胀、腹痛：一般患者无腹痛，常诉有下腹坠胀、腰背酸痛。浆膜下肌瘤蒂扭转时可出现急腹痛。肌瘤红色变性时，腹痛剧烈且伴发热。

7）其他症状：患者可伴不孕、继发性贫血等。

(2) 体征

大肌瘤可在下腹部扪及实质性不规则肿块。妇科检查子宫不规则增大，质硬，表面呈多个球形或结节状隆起。若为黏膜下肌瘤，有时可见子宫颈口或颈管内有球形实性包块突出，表面暗红色，有时有溃疡、坏死。

20.1.4 临床诊断

B型超声显像显示子宫增大，失去正常形态，肌瘤区出现圆形低回声区或近似漩涡状结构的不规则较强回声。B超能较准确地显示肌瘤数目、大小及部位。诊断性刮宫探测子宫腔大小、子宫腔形态及不规则突起。并将刮取所得的子宫内膜送病理检查，以除外并存的子宫内膜病变。子宫腔镜检查可直接窥视子宫腔形态，可见突出在子宫腔内的肌瘤，明确诊断并指导治疗方案。

20.2 灌肠技术在子宫肌瘤中的应用

技术一

方剂 消癥液。

组成 桂枝 12g 茯苓各 12g 丹参 15g 丹皮 15g 桃仁 12g 小茴香 12g 干姜 9g 昆布 15g 海藻 15g 赤芍 15g 三棱 12g 莪术 12g

用法 上药水煎，浓缩至 100ml，保留灌肠，每日 1 次。

适应证 用于子宫肌瘤患者无热象者。

说明 1 个月为 1 个疗程，自月经干净第 3 天开始治疗，经期停用。

技术二

方剂 消癥止痛方。

组成 丹参 30g 赤芍 15g 制乳香 15g 制没药 15g 川楝子 15g 桃仁 15g 䗪虫 15g 莪术 15g

用法 上药加水煎至 100~150ml，保留灌肠，每晚 1 次，7 天为 1 个疗程。

适应证 适用于子宫肌瘤及其他良性盆腔肿瘤，表现为下腹部包块，腹部隐痛、刺痛或胀痛阵发者。

说明 自月经干净第 3 天开始治疗，经期停用。

技术三

方剂 加味桂枝茯苓汤。

组成 桂枝 20g 茯苓 30g 丹皮 30g 桃仁 20g 赤芍 20g 穿山甲 20g 鳖甲 20g 海藻 30g 山慈菇 30g 三棱 30g 莪术 30g 夏枯草 30g

用法 上药加水煎煮，第 1 遍浓煎至 100ml，第 2 遍煎至 300ml。第 1 遍煎液待药温 38~39℃时保留灌肠，每天 1 剂。第 2 遍煎液分早、晚 2 次口服。

适应证 适用于子宫肌瘤痰瘀互结证。

说明 可根据辨证，配合口服中药治疗，1 个月为 1 个疗程，每个疗程结束后，复查一次 B 超。

技术四

方剂 消瘤灌肠方。

组成 桃仁 15g 三棱 15g 莪术 15g 穿山甲 15g 夏枯草 15g 王不留行 15g 生龙骨 15g 生牡蛎 15g 枳实 15g 青皮 15g 陈皮 15g 海藻 15g 昆布

15g 䗪虫 12g

用法 上药浓煎至 150ml，保留灌肠，每天 1 次，7 日为 1 个疗程。

适应证 适用于子宫肌瘤气滞血瘀兼痰湿阻滞证者。

说明 可根据辨证，配合口服中药治疗，每个疗程结束后，复查一次 B 超。

技术五

方剂 活血消瘤汤。

组成 桃仁 12g 川芎 12g 三棱 12g 莪术 12g 穿山甲 12g 木通 12g 路路通 12g 陈皮 12g 昆布 12g 牡蛎 12g 䗪虫 10g

用法 加水浓煎至 100ml，保留灌肠。每天 1 次，30 次为 1 个疗程。

适应证 用于治疗各型子宫肌瘤。

说明 可根据辨证，配合口服中药治疗，每个疗程结束后，复查一次 B 超。经期量多时停止灌肠。

技术六

方剂 宫瘤清灌肠方。

组成 桃仁 9g 红花 9g 三棱 9g 莪术 9g 生地 12g 赤芍 12g 当归 12g 枳实 12g 香附 12g 川芎 6g 鳖甲 12g 刘寄奴 15g

用法 加水浓煎取汁 100ml，每天 1 次，保留灌肠 2 小时以上。20 天为 1 个疗程，经期停用。

适应证 适用于治疗气滞血瘀型子宫肌瘤。

说明 同技术五。

技术七

方剂 子宫肌瘤灌肠方。

组成 桃仁 15g 川芎 15g 三棱 15g 莪术 15g 穿山甲 15g 通草 15g 路路通 15g 陈皮 15g 枳实 15g 昆布 15g 牡蛎 15g 䗪虫 12g

用法 上药加水浓煎至 100ml，用中号导尿管插入肛门，将药液注入直肠，保留 1 小时以上，每天 1 次，20 次为 1 个疗程，经期停用。

适应证 适用于各型子宫肌瘤。

说明 痰湿盛而肥胖者可加夏枯草、法半夏各 15g。

21 子宫内膜异位症

21.1 概述

21.1.1 概念

具有活性的子宫内膜组织（腺体和间质）出现在子宫内膜以外部位时称为子宫内膜异位症，简称内异症。异位内膜可侵犯全身任何部位，如脐、膀胱、肾、输尿管、肺、胸膜、乳腺，甚至手臂、大腿等处，但绝大多数位于盆腔内，以卵巢及子宫骶韧带最常见，其次为子宫、直肠子宫陷凹、腹膜脏层、阴道直肠膈等部位，故有盆腔子宫内膜异位症之称。

绝经或切除双侧卵巢后，异位内膜可逐渐萎缩吸收；妊娠或使用性激素抑制卵巢功能，可暂时阻止疾病发展，故内异症是激素依赖性疾病。本病在病理上呈良性形态学表现，但具有类似恶性肿瘤的种植、侵蚀及远处转移能力。持续加重的盆腔粘连、疼痛、不孕是患者的主要临床表现。

流行病学研究认为，育龄期是内异症的高发年龄，近年本病发病率呈明显上升趋势，在妇科剖腹手术中5%~15%患者发现有此病；因不孕而行腹腔镜检查中，12%~48%有内膜异位症存在。生育少、生育晚的妇女发病明显多于多生育者。

21.1.2 病因病机

（1）中医病因病机

子宫内膜异位症以“瘀血阻滞胞宫、冲任”为基本病机。

1）气滞血瘀：素性抑郁，或恚怒伤肝，木失条达，气机不畅，血行迟滞，瘀血内阻胞宫、冲任，发为子宫内膜异位症。

2）寒凝血瘀：经期、产后胞脉空虚，摄生不慎，感受寒邪，冒雨涉水，久居阴冷之地，为生冷所伤，寒凝血瘀，阻滞胞宫、冲任为病。

3）湿热瘀结：素体脾虚，水湿内停，蕴久化热；或肝郁脾虚，湿热内生；或经期产后，胞脉空虚，感受湿热之邪。湿热之邪稽留于冲任，蕴结于胞宫胞脉，阻滞气血运行，发为本病。

4）痰瘀互结：素体脾虚痰盛，或饮食不节，劳倦过度，思虑过极，损伤脾气，脾虚失运，水湿内生，湿聚成痰。痰湿与瘀血相结，蕴积胞宫、冲任，发生子宫内膜异位症。

5）气虚血瘀：素体脾虚或因饮食劳倦，忧愁思虑所伤，或大病久病耗气失血，气虚运血无力，血行迟滞致瘀，瘀阻胞宫、冲任。

6）肾虚血瘀：禀赋不足或因房劳多产或为人流手术所伤，肾气亏损，阳气不足，温煦失职，血行迟滞，瘀血阻滞胞宫、冲任而致本病。

（2）西医病因病理

本病的发病机制尚未完全阐明，目前相关学说主要有子宫内膜种植学说、淋巴及静脉播散学说、体腔上皮化生学说、免疫学说等。

本病的主要病理变化为异位内膜随卵巢激素的变化而发生周期性出血，导致周围纤维组织增生和囊肿、粘连形成，在病变区出现紫褐色斑点或小泡，最终发展为大小不等的紫蓝色实质结节或包块，但病变可因发生部位和程度不同而有所差异。

卵巢子宫内膜异位症最多见，约占80%。病变早期在卵巢表面及皮层中可见紫褐色斑点或小泡，因异位内膜反复出血而形成卵巢子宫内膜异位囊肿，内含暗褐色黏糊状陈旧血，状似巧克力液体故又称卵巢巧克力囊肿。经期时囊肿内出血内压增高，囊壁可出现小裂隙并有少量血液渗漏至卵巢表面，引起的腹膜局部炎性反应和组织纤维化，使卵巢与其邻近的组织器官紧密粘连，并固定在盆腔内，不能活动。这是卵巢子宫内膜异位囊肿临床特征之一，可借此与其他出血性卵巢囊肿相鉴别。子宫骶韧带、直肠子宫陷凹和子宫后壁下段、子宫颈、输卵管、腹膜等部位也可出现相应的病变，如紫褐色出血点或颗粒状结节等，且与周围组织粘连。

21.1.3 临床表现

（1）症状

1）20%~30%的患者无症状。

2）痛经及下腹痛：痛经为主要症状，多为继发性痛经，进行性加剧，发生在经前、经时及经后1~2天，呈周期性。但亦有表现为非周期的慢性盆腔痛。

3）原发或继发不孕：不孕可能由粘连等机械因素、卵巢功能障碍、合并黄素化未破裂卵泡综合征（LUFS）以及自身免疫因素等所致。

4）月经失调：主要表现为周期缩短，经期延长，经前2~3天点滴出血。亦可为经量增多，少数为经量减少。

5）性交疼痛。

6）其他特殊症状：肠道内异症可出现腹痛、腹泻、便秘或周期性少量便血；

膀胱内异症常在经期出现尿痛和尿频；异位病灶侵犯和（或）压迫输尿管时，引起输尿管狭窄、阻塞，出现腰痛和血尿，甚至形成肾盂积水和继发性肾萎缩；手术瘢痕异位症患者常在剖宫产或会阴侧切术后数月至数年出现周期性瘢痕处疼痛，在瘢痕深部扪及剧痛包块，随时间延长，包块逐渐增大，疼痛加剧。

除上述症状外，卵巢子宫内膜异位囊肿破裂时，囊内容物流入盆腹腔引起突发性剧烈腹痛，伴恶心、呕吐和肛门坠胀。疼痛多发生于经期前后或性交后，症状类似输卵管妊娠破裂，但无腹腔内出血。

（2）体征

妇科检查子宫位置正常或呈后位，活动或固定，大小正常或稍增大，病变累及卵巢者可在一侧或两侧扪及囊性肿块，壁稍厚，张力高，与子宫、阔韧带、盆腔、后腹膜粘连而固定。典型体征是在后陷凹或子宫骶韧带部位扪及一个或多个大小不等且质硬的结节，伴或不伴触痛，月经期结节增大，压痛更明显。

21.1.4 临床诊断

（1）病史

发病于中青年妇女。月经史初潮早，经期延长，周期缩短，伴原发性痛经，是内膜异位症的危险因素。可有刮宫、剖宫取胎、剖宫产、肌瘤剥除术、会阴侧切手术史。有家族性发病倾向，与遗传基因有关。

（2）临床表现

见上述。

（3）辅助检查

1）B型超声显像检查：可确定卵巢子宫内膜异位囊肿的位置、大小和形状，偶能发现盆腔检查时未能扪及的包块。B超显示卵巢内膜异位囊肿壁较厚，且粗糙不平，与周围脏器特别是与子宫粘连较紧。囊肿内容物呈囊性、混合性或实性，但以囊性最多见。由于囊肿的回声图像并无特异性，故不能单纯根据B超图像确诊。

2）子宫输卵管碘油造影：子宫后位，固定而形成蘑菇状，输卵管伞部周围碘油残留，输卵管常通畅或通而不畅，24小时X线复查见盆腔内碘油呈小团块状、粗细不等、点状雪花分布。

3）腹腔镜检查：是目前诊断内异症的最佳方法，在腹腔镜下见到大体病理所述典型病灶或对可疑病变进行活组织检查即可确诊。下列情况应首选腹腔镜检查：疑为内异症的不孕症患者，妇科检查及B型超声检查无阳性发现的慢性腹痛及痛经进行性加重者，有症状特别是血清CA125浓度升高者。只有在腹腔镜检查或剖腹探查直视下才能确定内异症临床分期。

4）免疫学检测：测定抗子宫内膜抗体及抗磷脂抗体，内膜异位症患者的血液、子宫颈黏液、阴道分泌物、子宫内膜抗子宫内膜抗体及抗磷脂抗体均可升高。

5）CA125 值测定：内膜异位症患者血清 CA125 值可升高，但一般不超过 200U/ml，腹腔液高于血清。CA125 测定还可用于监测内膜异位症病变活动情况及疗效。

21.2 灌肠技术在子宫内膜异位症中的应用

技术一

方剂 红藤汤。

组成 红藤 15g 败酱草 15g 三棱 15g 莪术 15g 赤芍 15g 桃仁 15 延胡索 15g 丹参 10g 桂枝 10g 香附 10g

用法 上药浓煎 100ml，保留灌肠，每天 1 次，10 天为 1 个疗程，经期停用，连续用 3 个疗程。

适应证 适用于子宫内膜异位症引起的痛经，证属气滞血瘀兼有湿热者，经前、经行下腹坠胀痛、拒按，甚或前后阴坠胀欲便；经血或多或少，紫暗有块，块去痛减，腹中积块，固定不移，伴胸闷乳胀，舌紫暗有瘀点，脉弦或涩；或兼有带下量多色黄，质黏稠，舌质紫暗，舌边尖有瘀斑、瘀点，苔黄腻，脉濡数或滑数。

说明 药物剂量可根据具体病症适当增减。

技术二

方剂 异位痛经灵。

组成 桂枝 10g 补骨脂 12g 三棱 15g 莪术 15g 没药 10g 黄芪 15g 大黄 10g 丹参 30g 露蜂房 10g 红藤 15g

用法 加水浓煎成 100ml，待温度 39~41℃时，患者侧卧位，肛管插入深 10~15cm，接入灌肠药袋缓慢让灌肠液灌入直肠内，入液完毕后，侧卧位保持 20 分钟后平卧 20 分钟，药液保留 2 小时以上。每次月经干净后 3~5 天开始，连续 3 个月，月经期停药。

适应证 适用于子宫内膜异位症引起的痛经，证属肾虚血瘀证者，表现为经行或经后腹痛，痛引腰骶，月经先后不定期，经行量少，色淡暗质稀，或有血块，不孕或易流产，伴头晕耳鸣，腰膝酸软。舌暗或有瘀点，苔薄白，脉沉细而涩。

说明 药物剂量可根据具体病症适当增减。

技术三

方剂 异位止痛汤。

组成 大黄15 蒲黄12g 五灵脂10g 三棱20g 莪术20g 赤芍30g 丹参30g

用法 上药以开水80~100ml充分溶解，置温热保留灌肠。无阴道流血即可开始，每天1次，每次月经后3天开始使用，经期暂停，连续使用3个月经周期。

适应证 适用于各型子宫内膜异位症，表现为痛经、渐进性加重，内诊子宫骶韧带、子宫后壁等部位有触痛性结节，或附件区包块与周围粘连者。

说明 同技术一。

技术四

方剂 活血止痛灌肠方。

组成 当归12g 蒲黄12g 五灵脂12g 桃仁10g 红花10g 川芎10g 赤芍10g 乳香10g 没药10g 延胡索15g 三棱9g 莪术9g 血竭9g

用法 上方浓煎至100ml，低压缓慢保留灌肠。患者取侧卧位以16号导尿管1支，插入肛门内5~6cm，接上吊瓶，保证合适的药液温度，慢慢灌注入直肠内，侧卧位20分钟，再行平卧20分钟，以保持2小时以上为好。可在月经来潮前2天开始，直到月经干净7天停药。隔日1剂，5个月经周期为1个疗程，休息1个月后再开始第2个疗程。

适应证 适用于气滞血瘀证子宫内膜异位症患者痛经症状明显，月经量多、夹血块者。

说明 同技术一。

技术五

方剂 清热化瘀止痛汤。

组成 丹参30g 三棱20g 莪术20g 当归20g 红藤30g 败酱草20g 桃仁20g 红花20g 川芎15g 延胡索15g 大黄15g

用法 上药浓煎100ml，每晚保留灌肠，入液完毕后，侧卧位保持20分钟后平卧20分钟，药液保留2小时以上，每天1次。

适应证 适用于子宫内膜异位症之痛经，卵巢异位囊肿及直肠子宫内膜异位症。

说明 药物剂量可根据具体病症适当增减。10 天为 1 个疗程，经期停用，连续用 3 个疗程。

技术六

方剂 内异消瘤方。

组成 三棱 15g 莪术 15g 桃仁 15g 红花 15g 当归 15g 路路通 15g 穿山甲 15g 夏枯草 15g 昆布 15g 牡蛎 20g 枳壳 15g

用法 浓煎至 100ml，每晚灌肠 1 次，保留至次晨。

适应证 适用于血瘀痰湿证的子宫内膜异位症及痛经，表现为周期性痛经，渐进性加重，B 超显示卵巢异位囊肿者。

说明 同技术五。

技术七

方剂 消异汤。

组成 赤芍 15g 桃仁 15g 丹参 15g 三棱 15g 莪术 15g 急性子 15g 荔枝核 15g 水蛭 10g 虻虫 10g 制香附 10g 川楝子 10g

用法 浓煎取汁 100ml，保留灌肠，入液完毕后，侧卧位保持 20 分钟后平卧 20 分钟，药液保留 2 小时以上。每晚 1 次，经期停用。

适应证 适用于气滞血瘀证子宫内膜异位症，表现为周期性、渐进性痛经，小腹或少腹胀痛，累及两胁者。

说明 同技术五。

22　小儿急性上呼吸道感染

22.1　概述

22.1.1　概念

急性上呼吸道感染系由各种病原引起的上呼吸道炎症，即指鼻、鼻窦、咽、喉部的急性感染，简称上感，俗称“感冒”，是小儿最常见的疾病，其发病率占儿科疾病的首位。当某一部位炎症突出时，可分别诊断为急性鼻炎、急性鼻窦炎、急性咽炎、急性扁桃体炎等，感染部位不确切者常统称上呼吸道感染。本病气候骤变或冬春季节发病率较高，任何年龄小儿皆可发病，婴幼儿更为多见。本病灌肠治疗效果良好。

22.1.2　病因病机

（1）中医病因病机

小儿感冒发生的原因，以感受风邪为主，常兼寒、热、暑、湿、燥等。小儿肺常不足，当机体抵抗力低下时，外邪易于乘虚侵入而发为感冒。小儿感冒的病机关键为肺卫失宣。病变部位主要在肺，亦常累及肝、脾等脏。

1）感受风寒：风寒之邪，由口鼻或皮毛而入，束于肌表，郁于腠理，肌肤闭郁，卫阳不得宣发；寒邪束肺，肺气失宣；寒邪郁于太阳经脉，经脉拘急收引。

2）感受风热：风热之邪，侵犯肺卫，邪在卫表，卫气不畅；热邪客于肺卫，肺气失宣；风热上乘咽喉，则致咽喉肿痛等症候。小儿发病之后易于传变，外感风寒，寒易化热，或表寒未解，已入内化热，形成寒热夹杂之证。

3）感受暑湿：夏令冒暑，长夏多湿，暑为阳邪，暑多夹湿，暑湿之邪束于肌表，而致暑邪感冒。暑邪外袭，卫表失宣，清阳不升；湿邪困于中焦，阻碍气机，脾胃升降失司。

由于小儿肺脏娇嫩，感邪之后，肺气失宣，气机不利，津液不得敷布而内生痰液，痰壅气道，则咳嗽加剧，喉间痰鸣，此为感冒夹痰；小儿脾常不足，感邪之后，脾运失司，稍有饮食不节，致乳食停滞，阻滞中焦，则脘腹胀满，不思乳食，或伴呕吐、泄泻，此为感冒夹滞；小儿神气怯弱，感邪之后，热扰心肝易致心神不宁，睡卧不实，惊惕抽搐，此为感冒夹惊。

(2) 西医病因病理

以病毒为主，占原发上呼吸道感染的90%以上，常见有鼻病毒、柯萨奇病毒、流感病毒、副流感病毒、呼吸道合胞病毒、冠状病毒、单纯疱疹病毒、EB病毒、埃可病毒及腺病毒等。肺炎支原体也可引起上呼吸道感染。细菌感染多为继发，乙型溶血性链球菌A组、肺炎球菌、嗜血流感杆菌及葡萄球菌等多见。婴幼儿期上呼吸道解剖和免疫特点使其易患本病。此外，营养不良、维生素D缺乏性佝偻病、维生素A缺乏症、过敏体质及原发性或后天获得性免疫功能低下的患儿，也易患本病。

22.1.3 临床表现

临床表现因病情轻重程度相差较大，与年龄、感染病原体和机体抵抗力有关。轻症病例仅有鼻部症状；重症病例可引起很多并发症，如中耳炎、风湿热、心包炎、骨髓炎等疾病。上呼吸道感染分为一般类型和特殊类型。

(1) 一般类型

一般类型上呼吸道感染：婴幼儿可骤然起病，高热、咳嗽、食欲差，可伴有恶心、呕吐、腹泻、烦躁甚至高热惊厥。年长儿症状较轻，常见鼻塞、流涕、喷嚏、发热、咽痛或不适等；有时在发病早期出现阵发性脐周疼痛，与发热所致肠痉挛或肠系膜淋巴结炎有关。体检可见咽部充血，扁桃体肿大，颌下淋巴结肿大、触痛等；肺部听诊呼吸音正常；肠道病毒感染者可见不同形态的皮疹。病程为3~5天。

(2) 特殊类型

特殊类型上呼吸道感染包括：①疱疹性咽峡炎：由柯萨奇A组病毒所致。好发于夏秋季。表现为急性发热，体温大多在39~40℃以上，流涎、咽痛等。体检时可见咽部红肿，咽腭弓、腭垂、软腭等处可见2~4mm大小的疱疹，周围红晕，疱疹破溃后形成小溃疡。病程1周左右。②咽-结合膜热：由腺病毒3、7型所致。好发于春夏季，多呈高热，咽痛，眼部刺痛。体检时可见咽部充血，一侧或两侧滤泡性眼结合膜炎，颈部、耳后淋巴结肿大。病程为1~2周。

22.1.4 临床诊断

诊断根据临床症状及体征，本病不难诊断。病毒感染时白细胞总数正常或偏低；细菌感染时白细胞总数及中性粒细胞均增高。咽拭或鼻咽分泌物病毒分离和血清特异性抗体检测，可明确病原；链球菌感染者，血中抗链球菌溶血素“O”（ASO）滴度增高。需与急性传染病早期及流行性感冒相鉴别。

22.2 灌肠技术在小儿急性上呼吸道感染中的应用

技术一

方剂 银黄双解汤。

组成 银花 12g 连翘 12g 黄芩 12g 栀子 12g 薄荷 6g 蝉衣 10g 杏仁 6g 玄参 10g 丹皮 6g 枳壳 6g 熟军 6g 陈皮 6g 炒莱菔子 10g 甘草 3g

用法 上方剂量适用于 7 岁左右儿童，临床可根据患儿年龄、病情适当调整剂量。上药浓煎至 50ml，选用 20ml 或 50ml 注射器，去掉针头，抽取药液，温度以 35℃为宜，接入直肠滴入导管，或一次性导尿管（单口）。患儿取侧卧位，由肛门插入直肠 10~15cm，缓缓推药即可。直肠注入给药的速度基本上与肌肉注射给药的速度大致相同，注入完毕后，协助患儿按原位静卧 10 分钟以上，促进药液在肠道内保留。乳婴儿亦可取仰卧位。

适应证 适用于邪热在表之证，表现为鼻塞喷嚏，流涕发热，微恶风，汗出，咽痛充血明显，扁桃体肿大、充血，偶有咳嗽，口中气味，大便干。舌质红苔厚或黄厚，脉浮数。

说明 体温 38.5℃以上者可与方中加生石膏；舌苔厚腻者加滑石、石菖蒲；有痰、咽部不清利加天竺黄；扁桃体化脓加桔梗；音哑加木蝴蝶；大便不干去大黄，大便溏泄去枳壳、大黄、莱菔子，加茯苓、焦山楂。

技术二

方剂 凉膈清气液。

组成 栀子 12g 黄芩 12g 连翘 12g 玄参 15g 丹皮 10g 赤芍 10g 僵蚕 12g 蝉衣 10g 大黄 6g 枳壳 6g 炒莱菔子 10g 甘草 3g

用法 用法同技术一。

适应证 适用于热郁胸膈证，表现为高热（体温多在 39℃左右），烦躁，咽喉扁桃体红肿疼痛、化脓，部分患儿可伴颌下及颈部淋巴结肿大、疼痛，口气臭秽，大便秘结。舌质红苔黄厚，脉数，指纹紫。

说明 高热持续不退可以加生石膏、羚羊角粉；大便秘结呈球状加玄明粉；咽喉、扁桃体化脓严重者加桔梗、天竺黄、冬瓜仁。

技术三

方剂 清脾泻热颗粒（经验方）。

组成 藿香 3g 栀子 12g 生石膏 15g 黄连 6g 丹皮 10g 陈皮 10g 苏子

15g 焦山楂 12g 焦槟榔 12g 大黄 6g 枳壳 6g 甘草 3g

用法 用法同技术一。

适应证 适用于脾胃积热证，表现为发热，咽喉扁桃体红肿疼痛或化脓，纳差恶心，甚则呕吐，口疮，口气臭秽，脘腹胀满疼痛，大便秘结。舌质红苔厚腻，脉数，指纹紫。

说明 大便秘结呈球状者加玄明粉；咽喉、扁桃体化脓严重者加天竺黄、冬瓜仁、瓜蒌；舌苔黄厚腻者加天竺黄、石菖蒲、滑石。咳嗽加杏仁、桔梗。

技术四

方剂 益气清热解毒液。

组成 金银花、连翘、蚤休、杭菊花各 8g 薄荷（后下）5g 香薷 4g 黄芪 20g

用法 上药加水 500ml 煎熬，至沸时放进薄荷再煎 3~5 分钟，煎至 200ml 左右。药渣加 250ml 水再煎，沸后煎 5 分钟，两汁相合，分 5 次灌肠使用。3 岁以内推入 10ml 药液，4 岁以上为 50ml。灌肠后拔去导尿管，迅速以棉块堵塞肛门，不使药液流出，4~5 小时灌肠一次。

适应证 适用于小儿病毒性感冒。

说明 大便干结者加玄明粉、瓜蒌；咽喉、扁桃体化脓者加天竺黄、冬瓜仁；舌苔黄厚腻者加天竺黄、石菖蒲、滑石。咳嗽加杏仁、桔梗。

技术五

方剂 石膏清热灌肠液。

组成 生石膏 300g 连翘 30g 荆芥 15g 薄荷 15g 知母 30g 芦根 20g 赤芍 30g 荷叶 10g

用法 先煎生石膏 30 分钟后，加入连翘、赤芍、知母、芦根再煎 10 分钟，再加入薄荷、荆芥、荷叶同煎 10 分钟，共煎 2 次，取汁 300ml，过滤药液，按每千克体重 3ml 做保留灌肠。

适应证 小儿外感高热不退，体温为 39~40℃，口渴，面赤，咳嗽，咽喉红肿，尿黄，大便干。

说明 大便秘结者加玄明粉；扁桃体化脓加桔梗；音哑加木蝴蝶。咳嗽加杏仁、前胡。